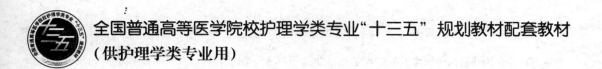
全国普通高等医学院校护理学类专业"十三五"规划教材配套教材

（供护理学类专业用）

妇产科护理学实训指导

主　　编　单伟颖

副主编　郭艳巍　王　炯　李　青

编　　者　（以姓氏笔画为序）

王　炯（长治医学院）

王　瑶（中南大学湘雅护理学院）

刘琼玲（广东医科大学）

李　青（承德医学院）

李雪静（右江民族医学院）

何　颖（宁夏医科大学）

单伟颖（承德医学院）

郭艳巍（承德医学院附属医院）

黄海超（天津中医药大学）

韩　莹（黑龙江中医药大学佳木斯学院）

富晓敏（山西大同大学医学院）

编写秘书　杨　娜（承德医学院）

中国医药科技出版社

内容提要

本教材为全国普通高等医学院校护理学类专业"十三五"规划教材《妇产科护理学》的配套实训教材，是依照教育部的教育教学改革和发展规划纲要等相关文件要求，结合护理专业岗位需求，根据妇产科专业实践技术标准等编写而成。

全书共分为二十四章，分别介绍了临床工作中常见的产科、妇科诊疗技术与妇产科相关护理操作等内容。章节次序按照在主干教材中出现的章节内容顺序进行编排，既体现该书与主干教材的紧密联系，也充分将临床实践技术与理论知识的学习有效地结合。本教材内容突出护理专业特色、注重强化临床实践技能、符合专业岗位需求，是《妇产科护理学》主干教材的重要辅助与拓展资源。

本教材可供全国普通高等医学院校护理学类专业本科生及在职护理人员学习使用，也可作为从事各层次护理专业教学人员的参考书。

图书在版编目（CIP）数据

妇产科护理学实训指导/单伟颖主编 . —北京：中国医药科技出版社，2017. 10

全国普通高等医学院校护理学类专业"十三五"规划教材配套教材

ISBN 978 – 7 – 5067 – 9121 – 2

Ⅰ. ①妇…　Ⅱ. ①单…　Ⅲ. ①妇产科学 – 护理学 – 医学院校 – 教材　Ⅳ. ①R473. 71

中国版本图书馆 CIP 数据核字（2017）第 042306 号

美术编辑　陈君杞
版式设计　张　璐

出版　中国医药科技出版社
地址　北京市海淀区文慧园北路甲 22 号
邮编　100082
电话　发行：010 – 62227427　邮购：010 – 62236938
网址　www. cmstp. com
规格　787 × 1092mm $\frac{1}{16}$
印张　4 $\frac{1}{2}$
字数　85 千字
版次　2017 年 10 月第 1 版
印次　2017 年 10 月第 1 次印刷
印刷　三河市双峰印刷装订有限公司
经销　全国各地新华书店
书号　ISBN 978 – 7 – 5067 – 9121 – 2
定价　12. 00 元

前言
PREFACE

为了更好地贯彻落实《国家中长期教育改革和发展规划纲要（2010 – 2020 年）》和《医药卫生中长期人才发展规划（2011 – 2020 年）》，培养高素质、复合型、实用型妇产科护理专业人才，根据"全国普通高等医学院校护理学类专业'十三五'规划教材编写会议的精神"，由全国高等医学院校多年从事妇产科护理学教学和临床工作的一线教师共同完成《妇产科护理学实训指导》的编写，旨在体现妇产科护理学实践教学思想，强化临床护理实践操作技能的培训，对巩固妇产科护理学理论知识与提高学生的妇产科专业实践能力具有重要意义，是《妇产科护理学》主干教材的重要辅助与拓展资源。

本教材共 24 章，内容主要涉及临床常见的产科、妇科诊疗技术与护理操作技术等相关内容。章节次序按照章节内容在主干教材中出现的顺序进行编排，不仅可更好地体现该书与主干教材的紧密联系，也有助于学生将临床实践技能与理论知识的学习有效地结合。各个章节统一按照临床操作流程编写，各操作项目内容主要包括操作目的、适应证、禁忌证、操作前准备、操作步骤及护理要点/注意事项等；各项护理技术操作从护理职业岗位的实际需要出发，突出护理专业特色，贴近临床、贴近岗位，实用性强。

本教材可供全国普通高等医学院校护理学类专业本科生及在职护理人员学习使用，也可作为从事各层次护理专业教学人员的参考书。

在编写本教材过程中得到各参编院校领导和同仁的大力支持和帮助，在此谨致真诚的谢意。

由于编者的水平所限，书中难免有不足之处，敬请广大读者提出宝贵意见，以便今后修订完善。

编　者
2016 年 4 月

目 录
CONTENTS

第一章　盆腔检查

盆腔检查又称妇科检查，是妇产科常用的一项专科检查方法。通过盆腔检查可以了解内、外生殖器官的发育及健康状况。

（一）操作目的

了解内、外生殖器官的发育及健康状况。

（二）操作前准备

1. 物品准备　阴道窥器、棉布垫 2 块，无菌干纱布 2 块，治疗巾 1 块，一次性手套，生理盐水棉球或润滑液，检查床。

2. 患者准备　嘱患者排空膀胱，协助其上妇科检查床，脱去一侧裤腿，取膀胱截石位，充分暴露外阴。

3. 操作者准备　核对姓名，告知检查的目的、意义、方法以及可能出现的不适感等，以取得患者配合。洗净双手，戴口罩和一次性手套。

（三）操作步骤

1. 外阴检查

（1）观察外阴发育、阴毛分布及浓密程度。观察外阴有无畸形、水肿、充血、损伤创面、溃疡、赘生物、肿块。观察外阴皮肤颜色、厚薄及有无萎缩。

（2）分开小阴唇，检查尿道口、阴道口周围黏膜色泽及有无赘生物，处女膜是否完整、有无处女膜残痕。

（3）产后及年龄较大的女性可嘱其向下屏气用力，观察有无阴道前后壁膨出、子宫脱垂或压力性尿失禁。

2. 阴道窥器检查

（1）操作者根据阴道大小及阴道壁松弛程度选择合适的阴道窥器型号。

（2）将阴道窥器两叶合拢，前端表面涂润滑剂（生理盐水或肥皂液）。

（3）左手示指和拇指分开小阴唇暴露阴道口，右手持阴道窥器沿阴道后壁成 45°斜行缓慢插入阴道内，边旋转边向上向后推进（图 1-1）。

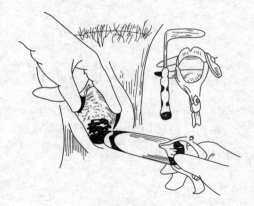

图 1-1　分开小阴唇，沿阴道后壁放入阴道窥器

（4）至近宫颈处时将窥器转至平位，缓慢张开两叶，直至完全暴露阴道壁、宫颈及穹窿部（图 1-2）。

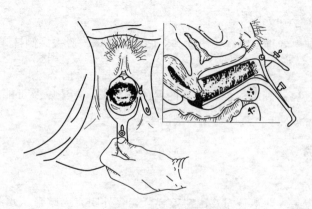

图 1-2　暴露宫颈

（5）注意观察宫颈大小、颜色、外口形状，有无充血、出血、糜烂、息肉、宫颈纳囊、赘生物、畸形、撕裂等，宫颈管内有无分泌物流出。如有，观察分泌物的量、颜色、性状、有无异味，可同时留取分泌物进行常规检查和宫颈刮片检查。

（6）注意观察阴道前后侧壁及穹窿黏膜的颜色、皱襞情况，有无溃疡、赘生物、结节，有无阴道纵隔或横膈，有无双阴道等畸形，阴道分泌物的量、颜色、气味等。

（7）确认在未夹持阴道壁的情况下，轻轻合拢两叶，旋转至放置时的位置，缓慢抽出阴道窥器。

3. 双合诊或三合诊检查

（1）检查者右手示指中指并拢蘸润滑液，缓慢伸入阴道内至后穹窿部向上抬举宫颈，左手在下腹部配合进行检查。

（2）检查阴道的通畅度和深度，有无畸形、肿块；穹窿部是否饱满，有无触痛。

（3）触摸宫颈了解其大小、形态、硬度及宫颈外口情况，以及有无宫颈举痛及接触性出血。

（4）将阴道内的两指移至宫颈后方向上抬举，腹部的另一只手掌心向下往后按压下腹部并向耻骨联合方向移动，两手配合，扪清子宫的位置、大小、软硬度、活动度，检查有无压痛（图1-3）。

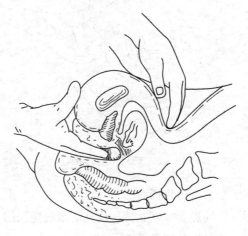

图1-3　妇科双合诊检查

（5）将阴道内两指移至穹窿处，另一只手从同侧下腹髂嵴水平由上往下按压配合检查，以触摸子宫附件有无附件增厚、压痛、包块，如有，应了解肿块大小、形状、软硬度、活动度、与子宫的关系、压痛等（图1-4）。

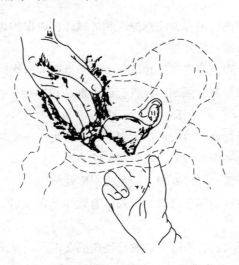

图1-4　双合诊检查子宫旁附件

（6）退出右手中指进入直肠，右手示指在阴道、中指在直肠，左手腹部配合进一步检查内生殖器官，尤其可了解后倾或后屈子宫的大小、盆腔后壁、子宫直肠陷窝、子宫后壁、宫骶韧带、双侧附件后壁、直肠阴道隔、骶骨前方、直肠内的病变，估计癌肿浸润盆壁的范围。此为三合诊检查（图1-5）。

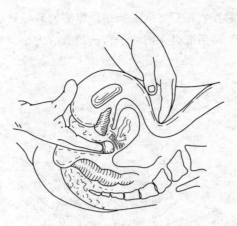

图 1 - 5　妇科三合诊检查

（7）抽出右手，脱下手套丢至污物桶内。

（8）用棉签清洁外阴，协助患者穿好衣裤，扶其下床避免跌伤。

（9）整理用物，洗手，做好检查记录。

4. 直肠腹部诊检查

（1）操作者戴一次性手套后一手示指深入直肠，另一手在腹部配合。

（2）依照双合诊或三合诊检查方法和内容进行检查。

（四）注意事项

1. 检查室在检查前要先行消毒，注意保暖和屏风遮挡以保护患者隐私。

2. 患者进行盆腔检查前一定要排空膀胱。

3. 检查动作要轻柔，阴道窥器放置和取出要缓慢，两叶合拢时避免夹持阴道壁。

4. 检查时如需进行白带和宫颈刮片检查，润滑剂应选择生理盐水，避免使用肥皂水和消毒液以免影响检查结果。

5. 月经期间应避免进行盆腔检查，如为阴道异常流血，必要时检查。

6. 检查器具尽量使用一次性物品，避免交叉感染。

7. 丢弃的废物应作为医疗垃圾处理，避免再次回收使用。

8. 双合诊或三合诊检查适用于已婚妇女或已有性生活的女性。而未婚妇女一般不需做此项检查。

9. 直肠腹部诊适用于未婚、阴道闭锁或月经期妇女。

10. 男医护人员对未婚女性进行检查时须有家属或护士陪同，确需进行双合诊或三合诊检查时须征求本人或家属意见，同意后方可进行。

11. 检查结束后配合医生详细记录检查结果。

（单伟颖）

第二章　妊娠腹部四步触诊法

（一）操作目的

评估子宫大小、胎产式、胎先露、胎方位及胎先露是否衔接。

（二）适应证

孕妇的常规产科检查，用于胎先露、胎方位的判定。

（三）禁忌证

暂无。

（四）操作前准备

1. 物品准备　一次性臀垫。

2. 孕妇准备　排空膀胱后进入产科检查室。

3. 操作者准备　同盆腔检查。

（五）操作步骤

第一步：孕妇平卧于产科检查床。检查者站在孕妇右侧并面对孕妇，双手置于子宫底部，了解子宫外形并摸清子宫底高度，估计胎儿大小与妊娠月份是否相符。然后以双手指腹相对轻推，判断子宫底部的胎儿部分。如为胎头则硬而圆且有浮球感，在推动头部时胎体不随之移动，如为臀部则软而宽且形状不规则，推动臀部时胎体可随之移动。

第二步：检查者两手分别置于孕妇腹部左右两侧，一手固定，另一手轻轻深按检查，两手交替，分辨胎背及胎儿四肢的位置。如胎背则平坦饱满，进一步确定胎背向前、侧方或向后。若为可变性的高低不平部位则是胎儿的肢体，可感觉到胎儿肢体活动。

第三步：检查者右手置于孕妇耻骨联合上方，拇指与其余四指分开，握住胎先露部，进一步查清是胎头或胎臀，并左右推动以确定是否衔接，如可以自由左右移动，表示尚未衔接，如固定不动表示已衔接。

第四步：检查者面对孕妇的足部，两手分别置于胎先露部两侧，向骨盆入口方向向下深压，再次判断先露部的诊断是否正确，并确定先露部入盆的程度。若胎先露是胎头或胎臀难以确定时，进行肛诊以协助诊断。

（何　颖　郭艳巍）

第三章　女性骨盆内、外测量

（一）操作目的

评估骨盆大小及形状，判断胎儿能否阴道分娩。

（二）适应证

1. 骨盆外测量　首次产前检查常规进行骨盆外测量，以间接了解骨盆的大小及形态。

2. 骨盆内测量　孕 24～36 周时，评估骨盆大小及形状，判断胎儿能否阴道分娩。

（三）操作前准备

1. 物品准备　骨盆测量器、消毒手套、润滑油。

2. 孕妇准备　排空膀胱后进入产科检查。

3. 操作者准备　同盆腔检查。

（四）操作步骤

1. 骨盆外测量

（1）髂棘间径：孕妇取伸腿仰卧位，测量两髂前上棘外缘的距离，正常值为 23～26cm（图 3-1）。

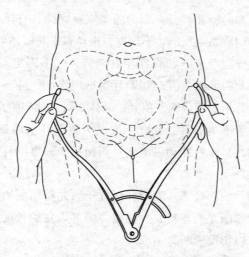

图 3-1　测量髂棘间径

（2）髂嵴间径：孕妇取伸腿仰卧位，测量两髂嵴外缘最宽的距离，正常值为 25～28cm（图 3-2）。

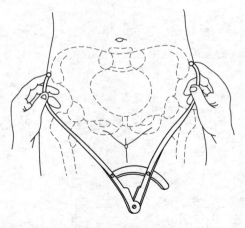

图 3－2　测量髂嵴间径

（3）骶耻外径：孕妇取左侧卧位，右腿伸直左腿屈曲，测量第 5 腰椎棘突下至耻骨联合上缘中点的距离，正常值为 18～20cm（图 3－3）。

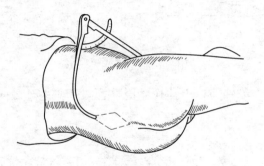

图 3－3　测量骶耻外径

（4）坐骨结节间径：孕妇取仰卧位，两腿屈曲，双手抱膝。测量两坐骨结节内侧缘的距离，正常值为 8.5～9.5cm（图 3－4）。

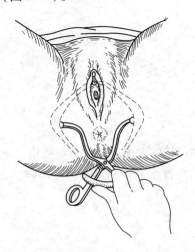

图 3－4　测量坐骨结节间径

（5）耻骨弓角度：使孕妇保持以上体位，用两拇指尖斜着对拢，放于耻骨联合下缘，左右两拇指平放在耻骨降支的上面，测量两拇指尖的角度，正常值为90°，小于80°为异常。

2. 骨盆内测量

（1）对角径：孕妇取膀胱截石位，检查者戴消毒手套并涂润滑油，测量耻骨联合下缘至骶岬上缘中点的距离，正常值为 12.5～13cm，此值减去 1.5～2cm 为骨盆入口前后径长度，又称真结合径（图3－5）。

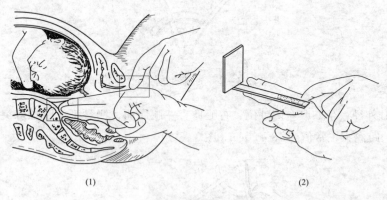

(1)   (2)

图3－5　测量对角径

（2）坐骨棘间径：孕妇保持以上体位，检查者测量两坐骨棘间的距离，正常值约为 10cm（图3－6）。

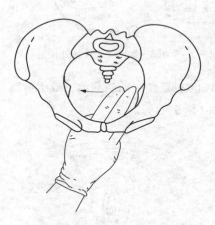

图3－6　测量坐骨棘间径

（3）坐骨切迹宽度：孕妇保持以上体位，检查者测量坐骨棘与骶骨下部间的距离，即骶棘韧带宽度，将阴道内的示指置于韧带上移动，若能容纳3横指（5.5～6cm）为正常，否则属中骨盆狭窄（图3－7）。

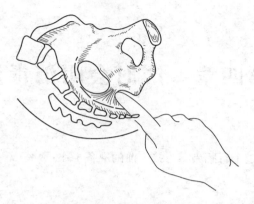

图3－7　测量坐骨切迹宽度

（何　颖）

第四章　产时会阴消毒法

（一）操作目的

清洁会阴，避免产道上行感染，为接产前的准备工作。

（二）适应证

1. 产程中保持产妇清洁卫生。

2. 做阴道检查和侵入性操作前的清洁消毒。

3. 接产前准备工作。

（三）操作前准备

物品准备　准备冲洗壶、冲洗液、清洁护垫、长镊子1把、纱布或大棉签1~2个。

（四）操作步骤

1. 介绍操作目的，以取得产妇配合。

2. 体位　嘱产妇仰卧于产床上，两腿屈曲分开暴露外阴部，于臀下放便盆或塑料布。

3. 会阴消毒　以0.5%碘伏按顺序消毒。顺序是：大阴唇、小阴唇、阴阜、大腿内上1/3、会阴及肛门周围（图4-1）。

4. 取出臀下便盆或塑料布。

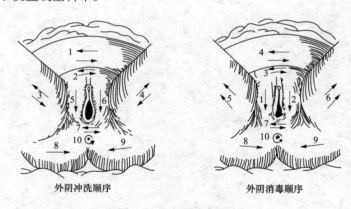

外阴冲洗顺序　　　　　　外阴消毒顺序

图4-1　会阴消毒顺序

（五）护理要点

1. 遵守无菌操作原则。

2. 消毒时用干棉球盖住阴道口，防止冲洗液流入阴道。

（郭艳巍）

第五章　会阴擦洗/冲洗

（一）操作目的

会阴擦洗/冲洗是利用消毒液对会阴部进行擦洗/冲洗的技术。通过会阴擦洗/冲洗可保持患者会阴及肛门部位的清洁，有利于患者会阴伤口的愈合和会阴的舒适，防止生殖系统、泌尿系统的逆行感染。

（二）适应证

1. 妇科或产科手术后留置导尿管者。
2. 会阴部手术术后的患者。
3. 产后会阴部有切口或伤口者。
4. 长期卧床的患者。

（三）操作前准备

1. 一次性垫巾1块、一次性中单1块、一次性治疗巾1块、一次性手套1副。
2. 会阴擦洗盘1个、盘内放置消毒弯盘2个、无菌镊子或无菌卵圆钳2把、冲洗壶1个、冲洗或擦洗消毒液500ml（如0.02%碘伏溶液，1:5000高锰酸钾液等）、消毒干棉球若干、无菌干纱布2块及便盆1个。

（四）操作步骤

1. 核对患者的床号、姓名，评估患者的会阴情况，向其说明此项操作的目的、方法，以取得患者的理解和配合。注意请病室内其他无关人员回避或注意遮挡患者，以减轻患者的心理负担。

2. 嘱患者排空膀胱，脱下一条裤腿，取膀胱截石位暴露外阴，臀下垫中单、治疗巾，再置便盆于臀下。

3. 操作者戴一次性手套，将会阴擦洗盘放至床边，用一把镊子或卵圆钳夹取干净的药液棉球，用另一把镊子或卵圆钳夹住棉球进行擦洗。一般擦洗3遍，第1遍擦洗的顺序为自耻骨联合一直向下擦至臀部，先擦净一侧后换一棉球同样擦净对侧，再用另一棉球自阴阜向下擦净中间。自上而下，自外向内，初步擦净会阴部的污垢、分泌物和血迹。第2遍的顺序为自内向外，或以伤口为中心向外擦洗，其目的是为防止伤口、尿道口、阴道口被污染。擦洗时均应注意最后擦洗肛门，并将擦洗后的棉球丢弃。第3遍顺序同第2遍。必要时，可根据患者的情况增加擦洗的次数，直至擦净，最后用干纱布擦干。

4. 擦洗结束后，为患者撤去一次性垫单，协助患者整理衣裤、更换消毒会阴垫，并整理床单位。

如行会阴部冲洗，注意先将便盆放于橡胶单上，镊子夹住消毒棉球，一边冲洗一边擦洗，冲洗的顺序同会阴部擦洗，冲洗结束后，撤掉便盆，换上干净的会阴垫。

（五）护理要点

1. 擦洗时，应注意观察会阴部及会阴伤口周围组织有无红肿、分泌物及其性质和伤口愈合情况。发现异常及时记录并向医生汇报。

2. 产后及会阴部手术的患者，每次排便后均应擦洗会阴，预防感染。

3. 对有留置导尿管者，应注意导尿管是否通畅，避免脱落或打结。

4. 注意最后擦洗有伤口感染的患者，以避免交叉感染。

5. 进行会阴冲洗时，应注意用无菌纱球堵住阴道口，防止污水进入阴道，导致上行感染。

6. 每次擦洗前后护理人员均需洗净双手，然后再护理下一位患者，注意无菌操作。

7. 擦洗结束后为患者更换消毒会阴垫，协助患者整理衣物及床单位。

（王　炯）

第六章 阴道或宫颈上药

（一）操作目的

通过局部用药，消除局部炎症，促进伤口愈合。常用于治疗阴道及宫颈的各种炎症，是妇产科护理操作技术中应用广泛而又简单易操作的方法。

（二）适应证

1. 各种阴道炎、宫颈炎。

2. 手术后阴道残端炎症的治疗。

（三）禁忌证

经期或异常阴道流血者。

（四）操作前准备

阴道窥器1个、阴道灌洗用品1套、长镊子1把、无菌带尾纱球、长棉签、棉球、纱布若干。一次性垫巾1块、一次性手套1副。

（五）操作步骤

1. 操作前核对，告知患者操作的目的和注意事项，以取得患者配合。

2. 嘱患者排空膀胱，取膀胱截石位，暴露外阴，臀下铺一次性垫巾，放好便盆。

3. 阴道后穹窿塞药，患有滴虫性阴道炎、外阴阴道假丝酵母菌病、萎缩性阴道炎者常用此法。

（1）滴虫阴道炎患者拭净阴道分泌物后，在阴道后穹窿处放甲硝唑0.4g，每日1次，7~10日为1个疗程，也可教患者在家每晚临睡前清洁外阴后洗净双手或戴无菌手套，用右手示、中指夹持药片置于阴道后穹窿处。

（2）外阴阴道假丝酵母菌病患者拭净阴道分泌物后，将制霉菌素片100万U置于后穹窿，每日1次，7~10日为1个疗程。

（3）萎缩性阴道炎患者拭净阴道分泌物后，将甲硝唑0.2g置于后穹窿处，每天1次，7~10日为1个疗程。

4. 局部涂抹药物

（1）腐蚀性药物：用长棉签蘸取20%~50%硝酸银溶液或20%铬酸溶液涂抹宫颈糜烂面，再插入宫颈管内约0.5cm，用生理盐水棉球洗去表面残余的药液，以干棉球吸干，适用于慢性宫颈炎，每周1次，2~4次为1个疗程。

（2）非腐蚀性药物：外阴阴道假丝酵母病者可用1%甲紫液涂擦；急性宫颈炎或阴道炎者可用氯霉素或新霉素等消炎药，每天1次，7~10日为1个疗程。

5. 宫颈棉球上药　对于宫颈急性炎症伴有出血者，可用消炎药粉、止血药粉或抗生素药液等，将带有线尾的无菌棉球蘸药粉或药液后塞入宫颈处，将线尾置于阴阜侧上方以胶布固定，嘱患者在放入 12～24 小时后牵引棉球线尾将其取出。

（六）注意事项

1. 应用非腐蚀性药物时，应转动阴道窥器，擦涂充分、均匀。

2. 应用腐蚀性药物时，应保护好阴道壁及正常宫颈组织，只涂于宫颈病灶局部。可在上药前用纱布或干棉球将阴道后壁及后穹窿处垫好，蘸取药液不宜太多，防止药液下流灼伤正常组织。

3. 未婚女性患者，不宜使用阴道窥器。可用捻紧的长棉签蘸取药品，顺着一个方向转动涂抹，防止棉花脱落遗留在阴道内。

4. 阴道后穹窿塞药在晚上或休息前进行，避免起床后脱出。

5. 用药期间禁止盆浴及性生活。

（韩　莹）

第七章　会阴湿热敷

（一）操作目的

促进局部血液循环，改善组织营养，同时增强局部白细胞的吞噬作用，加速组织再生和控制感染。使陈旧性血肿局限，有利于外阴伤口愈合。

（二）适应证

1. 会阴部伤口硬结以及早期感染的患者。

2. 会阴部水肿与血肿的吸收期。

（三）禁忌证

1. 会阴部严重感染后期。

2. 会阴部严重开放性创伤早期。

（四）操作前准备

1. 物品准备

（1）一次性中单 1 块，一次性臀垫 1 块，大棉垫 1 块。

（2）会阴擦洗盘 1 个，消毒弯盘 2 个，无菌镊子 2 把，无菌纱布数块，医用凡士林若干，热敷溶液，热水袋等。

2. 患者准备　同盆腔检查。

3. 操作者准备　同盆腔检查。

（五）操作步骤

1. 操作前核对患者信息，如姓名、住院号。

2. 向患者说明会阴湿热敷的目的、方法、效果以及预后，以获得患者的理解与配合。

3. 嘱患者排空膀胱，协助患者摆好操作体位，臀下垫中单橡皮布和一次性臀垫。

4. 热敷部位先涂一层凡士林，盖上纱布，再敷上浸有热敷溶液的温纱布，外面盖上棉垫保持局部温度。

5. 每 3~5 分钟更换热敷垫一次，热敷时间 15~30 分钟，也可以用热水袋放在棉垫外面以减少更换次数。

6. 湿热敷完毕后，观察局部皮肤，用无菌纱布擦净凡士林，整理好床单位。

（六）护理要点

1. 湿热敷前应清洁外阴局部伤口的污垢或行会阴擦洗。

2. 湿热敷温度一般为 41~48℃。

3. 湿热敷面积应为病损范围的两倍。

4. 湿热敷过程中应防止烫伤,对休克、虚脱、昏迷、术后等患者应特别注意。

5. 操作中护士应随时评价效果并为患者提供生活护理。

（何　颖）

第八章 坐 浴

（一）操作目的

坐浴是借助水温与药液的作用，促进局部组织血液循环，增强抵抗力，减轻外阴局部的炎症及疼痛，使创面清洁，有利于组织的修复，是妇产科临床上常用的治疗各种外阴、阴道炎症的辅助治疗和术前准备的方法之一，其目的包括：

1. 行外阴、阴道手术，或行阴道、子宫切除术前用于局部清洁。

2. 当患有外阴、阴道非特异性炎症或特异性炎症时，可根据病因配制溶剂，让患者坐浴辅助治疗，以提高治疗效果。

（二）适应证

1. 非特异性炎症 外阴、阴道炎症；萎缩性阴道炎。

2. 特异性炎症 引起炎症的病原体包括多种微生物，如细菌、病毒、真菌及原虫等。用于滴虫性阴道炎、外阴阴道假丝酵母菌病、细菌性阴道病、萎缩性阴道炎、婴幼儿外阴炎患者。

3. 自然分娩 7 日后产妇 自然分娩后 7 日，促进切口或伤口愈合。

（三）禁忌证

阴道流血者、孕妇及月经期、产后 7 日内的妇女禁止坐浴。

（四）操作前准备

1. 物品 坐浴盆 1 个，41～43℃的温热溶液 2000ml，30cm 高的坐浴架 1 个，无菌纱布 1 块。

2. 浴液的配制 可用 1∶5000 的高锰酸钾溶液，0.02% 碘伏溶液，中成药液等。

（五）操作步骤

按比例配制好溶液 1000ml，水温控制在 41～43℃，将坐浴盆置于坐浴架上，嘱患者排空膀胱后，将全臀和外阴部浸泡于溶液中，持续 20 分钟左右，坐浴结束后用无菌纱布蘸干外阴部。

（六）注意事项

1. 坐浴溶液应按比例配制，如浓度太高易造成黏膜烧伤；如浓度过低影响治疗效果。

2. 溶液水温宜保持在 41～43℃，水温过高易烫伤皮肤及黏膜。

（韩　莹）

第九章　新生儿沐浴

（一）操作目的

清洁皮肤，预防皮肤感染；促进血液循环，帮助皮肤排泄和散热；增强对皮肤的感觉刺激，促进感、知觉发展；评估新生儿全身状况。

（二）适应证

对于正常健康新生儿，只要条件允许，出生后第 2 日就需要每天沐浴 1 次。

（三）禁忌证

皮肤破损或脐部有感染的新生儿，可选择局部擦洗。早产或经阴道助产分娩的新生儿，出生后 3 天禁止洗头。

（四）操作前准备

1. 物品准备　①沐浴类：沐浴装置一套、无刺激沐浴液；②棉布类：清洁婴儿服、尿布、包被、大小毛巾、浴巾；③护理类：指甲剪、护臀霜、消毒棉签、无菌纱布、一次性护脐贴（或脐纱、胶布）、75% 酒精、3% 过氧化氢、石蜡油、无菌镊子；④其他：新生儿磅秤、记录纸、笔。

2. 环境准备　调节室温至 26～28℃，水温 38～42℃，关闭门窗，浴台铺好台垫。

3. 新生儿准备　沐浴于喂奶前半小时或喂奶后 1 小时进行，以防呕吐和溢奶。

4. 操作者准备　修剪指甲，卷袖过肘，系好围裙，洗手。

（五）操作步骤

1. 操作者将新生儿放至操作台，核实胸牌及腕带。解开包裹，脱去衣物及尿布。用大毛巾包住新生儿的躯干及四肢以免着凉。

2. 将小毛巾打湿、拧干，由内眦向外眦擦拭眼睛，更换小毛巾部位以同法擦另一眼，然后依次擦耳廓、外耳道，最后洗脸（额、鼻翼、面、下颊），禁用肥皂，用棉签擦拭鼻孔。

3. 操作者以左臂托住新生儿背部，左手托住其头部，将新生儿下肢夹在左腋下，稳妥固定新生儿并使新生儿面朝上、头略向下洗头。

4. 洗头时左手拇指与中指分别将小儿双耳廓折向前方，轻轻按住，堵住外耳道口，防止水流入耳内，右手用小毛巾沾水将头发洗净、拭干。

5. 将包裹新生儿的大毛巾去掉，轻轻将新生儿放入水中取坐姿，温水温润其身体，取沐浴液依次清洗颈部→前胸→左腋窝→左上臂→左手掌→右腋窝→右上臂→右手掌→帮助新生儿转体（用右手从小儿前方握住小儿左肩及腋窝处，使其头颈部俯于操作者右前臂）

→背部→帮助婴儿转体→腹股沟→下肢→会阴→臀部→擦干，温水冲净泡沫。女婴自前向后清洗外阴，男婴包皮内应清洗干净。洗净皮肤皱褶处，如颈部、腋下、腹股沟、手指及足趾缝等。操作中一只手始终不能离开新生儿。

6. 清洗完毕后，双手托住新生儿身体放置于干净的大毛巾中拭干。

7. 用75%酒精消毒脐部残端及周围，用一次性护脐贴固定（脐带残端已干燥脱落者，消毒后裸露，脐带脱落后仍需护理2～3天）。臀部涂护臀霜，颈下、腋窝、腹股沟涂爽身粉。

8. 垫好尿布，穿上干净衣服，称重并记录。

（六）注意事项

1. 新生儿沐浴前应测量体温，体温未稳定前不宜沐浴。

2. 水温适宜，勿使水、泡沫进入婴儿眼、口、鼻及耳内。

3. 操作人员应动作轻柔敏捷，确保新生儿安全，注意保暖，预防受凉和损伤。

4. 头顶部的皮脂结痂不可用力清洗，涂液体石蜡浸润后再予以洗净。

5. 沐浴过程中注意观察婴儿面色及反应。

6. 清洗腹部时避免沾湿脐部。

（黄海超）

第十章　新生儿抚触

新生儿抚触是通过抚触者双手对新生儿皮肤各部位进行有次序地抚摸，通过对新生儿皮肤温度、压力及感觉的刺激而产生一系列的生理效应，促进新生儿的生长发育及智力发展。

（一）操作目的

促进胃肠道的消化吸收功能；促进新生儿神经系统发育，增强应激能力；促进血液循环和皮肤代谢；加快免疫系统的发育，提高机体的免疫力；增加母婴情感交流，促进亲子关系。

（二）适应证

正常足月新生儿。

（三）禁忌证

颅内出血、皮下出血、窒息抢救等异常疾病状态时；因疲劳、饥渴而情绪烦躁时；全身皮疹、脓疱疹等。

（四）操作前准备

1. 物品准备　抚触台、室温计、婴儿润肤油、大毛巾、尿布、替换衣物。

2. 环境准备　室温 28~30℃，温暖安静，可配柔和背景音乐。

3. 新生儿准备　清醒、沐浴后、两次喂奶间进行。

4. 操作者准备　修剪指甲，洗手。

（五）操作步骤

1. 铺大毛巾于抚触台上，核对新生儿，脱去衣服，检查全身情况，更换尿布。

2. 倒适量婴儿润肤油于操作者掌心，依头部→胸部→腹部→四肢及手足→背部及臀部顺序轻轻抚触新生儿全身，每个部位动作重复 4~6 次。

（1）头部：用双手拇指指腹从前额中心沿眉骨向两侧滑动；从下颌中央往外上滑动，让上下唇形成微笑状；双手指腹从前额发际向脑后滑动，终止于耳后乳突处并用中指轻轻按压。

（2）胸部：两手分别从胸部的外下方向对侧上方交叉推进，至两侧肩部，在胸部划成一个大的交叉，避开新生儿乳头。

（3）腹部：按顺时针方向按摩，依次从新生儿右下腹至上腹向左下腹移动，呈顺时针方向画半圆，避开新生儿脐部。

（4）四肢及手足：操作者双手抓住新生儿一侧上肢，自上臂向手腕轻轻捏挤，并揉搓大肌肉群及关节；拇指指腹从新生儿手掌部依次推向指端，并轻轻提拉各手指关节；对侧做法相同。双手抓住新生儿一侧下肢，自股根部至踝部轻轻捏挤并揉搓；拇指指腹由足跟推向脚趾，捏提各足趾关节。

（5）背部及臀部：新生儿呈俯卧位，头偏向一侧。以脊椎为中分线，双手平放在新生儿脊柱两侧，往相反方向重复移动双手；从背部上端开始向下移向臀部；最后由枕部向下滑动移至腰骶部及臀部。

（六）注意事项

1. 根据新生儿状态决定抚触时间，一般时间为 10～15 分钟/次，每日 2～3 次。

2. 抚触宜在两次哺乳间进行，避免在新生儿饥饿或进食后 1 小时内抚触。

3. 抚触动作到位，开始轻柔、逐渐增加压力以便婴儿能适应。

4. 抚触过程中密切观察新生儿反应，如出现哭闹、肌张力提高、兴奋性增加、肤色改变、呕吐等异常现象，应停止抚触。

5. 抚触时与新生儿进行语言及目光交流。

（黄海超）

第十一章 阴道分泌物检查

阴道分泌物主要来自大小阴唇、阴道黏膜的渗出液、宫颈腺体与前庭大腺的分泌液、阴道脱落细胞及少量来自宫腔与输卵管的液体，俗称"白带"。阴道分泌物检查临床常用于诊断女性生殖系统炎症、肿瘤及判断雌激素水平。

（一）操作目的

用于诊断女性生殖系统炎症、肿瘤及判断雌激素的水平。

（二）适应证

1. 闭经 阴道涂片可协助了解卵巢功能状况和雌激素水平。

2. 功血 根据涂片形状区别无排卵性功血及排卵性功血。

3. 流产 根据涂片，可以区分先兆流产及过期流产。

4. 生殖道感染性疾病

（1）细菌性阴道病：涂片中可以找到线索细胞。

（2）衣原体性宫颈炎：涂片中可见化生的细胞胞浆内有球菌样物及嗜碱性包涵体，感染细胞肥大多核。

（3）病毒性感染：常见的有单纯疱疹病毒Ⅱ型和人乳头状瘤病毒。

（三）操作前准备

阴道窥器1个，无菌棉拭子、吸管若干、刮板2个，载玻片2张（一侧为毛玻璃），装有固定液（95%乙醇）标本瓶1个，细胞保存液1瓶。

（四）操作步骤

1. 采集标本前将取材所用的刮板、吸管或棉拭子消毒干燥。

2. 受检者取膀胱截石位，消毒外阴，臀部下面放置一次性垫单或纸单。用阴道窥器暴露阴道，根据不同目的，用棉拭子在阴道侧壁或阴道后穹窿、宫颈管口等处取材。

3. 制备成生理盐水涂片直接观察阴道分泌物，或制备成薄涂片，经固定、染色后进行肿瘤细胞或病原微生物检查。

（五）护理要点

阴道分泌物标本采集前24小时内禁止性交、盆浴、阴道灌洗及阴道局部用药。

（六）相关知识

1. 正常阴道分泌物

（1）性状：正常阴道分泌物为白色或无色透明、无臭味，黏而不稠的液体，其量和质的变化与雌激素的作用及生殖器官充血情况有关。接近排卵期时，分泌量多，清澈透明、稀薄，排卵后量减少、混浊黏稠。妊娠期量较多，呈白色糊状。

（2）pH：正常阴道分泌物呈酸性，pH 为 4～4.5。

2. 异常阴道分泌物

（1）性状

①大量无色透明黏性白带：可见于卵巢功能失调、阴道腺病或宫颈高分化腺癌等。

②脓性白带：如黄色或绿色有臭味，多为细菌感染引起，可见于淋病奈瑟菌阴道炎、急性子宫颈炎及子宫颈管炎；其他脓性白带也可见于阴道癌或子宫颈癌并发感染、宫腔积脓或阴道内异物残留等。

③豆腐渣样或凝乳状白带：常见于外阴阴道假丝酵母菌病，常伴严重外阴瘙痒或灼痛。

④血性白带有臭味：应警惕恶性肿瘤的可能，如宫颈癌、宫体癌等。也可见于宫颈息肉、子宫黏膜下肌瘤、萎缩性阴道炎、宫颈柱状上皮移位伴严重感染和放置宫内节育器的副作用。

⑤灰黄色或黄白色泡沫状白带：常见于滴虫性阴道炎，可伴外阴瘙痒。

⑥灰白色匀质鱼腥臭味白带：常见于细菌性阴道病，伴外阴轻度瘙痒。

⑦水样白带：持续流出淘米水样白带且奇臭者，多为晚期子宫颈癌、阴道癌，或黏膜下肌瘤伴有感染。间断性流出清澈红色或黄红色水样白带，可考虑为输卵管癌。

（2）pH：pH 增高，见于各种阴道炎，或幼女和绝经后的妇女。

3. 阴道清洁度检查

（1）检查方法：取阴道分泌物与 1 滴生理盐水混合涂片，在高倍镜下观察涂片中阴道杆菌、上皮细胞、白细胞及其他病原菌的数量。

（2）分度：见表 11–1。

表 11–1　阴道清洁度分度

清洁度	阴道杆菌	杂菌	上皮细胞	白细胞或脓细胞	临床意义
Ⅰ	＋＋＋＋	－	＋＋＋＋	0～5 个/HP	正常
Ⅱ	＋＋	－	＋＋	5～15 个/HP	正常
Ⅲ	－	＋＋	－	15～30 个/HP	提示有炎症

4. 阴道微生物检查

（1）阴道毛滴虫检查：常用直接涂片法；若多次涂片未发现滴虫时，可做培养法。

1）直接涂片法：滴一滴加温生理盐水于玻片上，于阴道后穹窿处以少许分泌物混于生理盐水中，立即置于高倍光镜下观察，可见有增多的白细胞被推移及呈波状运动的滴虫。

2）培养法：阴道毛滴虫置于人工培养基中培养，其阳性率可达98%，但因此法操作复杂，不宜常规应用。

（2）假丝酵母菌检查：临床常用直接培养法；若有症状而多次直接涂片法均为阴性，可用培养法。

1）直接涂片法：将 1 滴加温生理盐水滴于玻片上，取少许分泌物混入，在低倍镜下观察可见白色假丝酵母菌的卵圆形孢子和假菌丝，在高倍镜下观察可见单个或成群呈卵圆形、无色透明的孢子，多为芽生或多个连成链状、分枝状；如涂片行革兰染色油镜观察，可见卵圆形革兰阳性孢子或出芽细胞相连的假菌丝。

2）培养法：将分泌物置于真菌培养基进行培养，根据培养特征、形态及菌落涂片镜下见到的假菌丝和芽生孢子进行诊断。

（3）加德纳尔菌检查：此菌是正常寄生在阴道的菌群，当菌群失调时，阴道内乳酸杆菌减少而其他细菌大量繁殖（以加德纳尔菌为主），引起细菌性阴道病。细菌性阴道病的实验室诊断依据是：

1）阴道 pH：阴道 pH > 4.5（多在 5.0 ~ 5.5）。

2）胺臭味试验：取阴道分泌物少许置于玻片上，加入 10% 氢氧化钾 1 ~ 2 滴，产生一种烂鱼肉样腥臭气味即为阳性。

3）线索细胞：将少许分泌物中加入一滴生理盐水且混合，置于高倍光镜下可见 > 20% 的线索细胞，如在细胞边缘附大量颗粒状物即加德纳尔菌，细胞边缘不清。

4）乳酸杆菌：无乳酸杆菌存在，或每个高倍光镜下 < 5 个。

（4）淋病奈瑟菌检查：此菌对柱状上皮和移行上皮有亲和力，极易侵犯并隐匿在女性泌尿生殖道而引起感染，导致淋病的发生。目前常用的检查方法有涂片法、培养法、免疫荧光检查及淋菌快速诊断法。

1）涂片法：拭去宫颈表面的脓液，用棉拭子插入宫颈管 1cm 深处旋转一周取出涂片，在革兰染色后用油镜检查，可见存在于中性粒细胞胞质内，或散在于白细胞之外的，成对排列、凹面相对的肾形革兰阴性双球菌。可作为淋病的初步诊断依据，但此法敏感性差，易漏诊，结果仅供参考。

2）培养法：是诊断淋症的重要手段，常用巧克力琼脂或琼脂作为培养基。因培养基中有抗生素，可选择性的抑制其他细菌。此法对女性患者阳性检出率高。培养法成功的关键是取材，取材时注意深度要够，应插入宫颈管 1cm 深处，转动并停留 10 ~ 30 秒。此法是WHO 推荐的筛查淋病患者的唯一方法。

3）直接荧光素标记抗体染色法：以荧光素标记淋球菌抗血清，当遇到待测标本的淋球菌时，抗体与抗原发生反应，在荧光显微镜下可见双球菌呈现苹果绿色荧光。此法简便、快捷，且对死菌也可呈现阳性，但特异性较差，且要求特殊设备。

4）其他：还有多种检测淋球菌特异性高、敏感性强、简便快速的非放射性标记的检测方法，如基因探针。运用 PCR 技术也可达到特异、敏感、快速的检测。

（5）沙眼衣原体检查：沙眼衣原体是常见的性传播疾病的病原体，目前临床上对沙眼衣原体的检查，方法常用单层细胞分离培养和酶免疫或直接荧光素标记抗体法，而血清学和细胞学检查法的敏感性较差。

1）培养分离法：最常用经放线菌酮处理的单层 McCoy。衣原体进入细胞，2 ~ 3 天后进行增殖。增殖的衣原体可用碘染色或荧光素标记抗体染色等方法检测。此法是检测衣原体最敏感、最可靠的方法，但方法复杂、费用较高、临床应用较少。

2）细胞学检查：将宫颈管分泌物染色后检查衣原体的包涵体，是最简单的方法。脓性分泌物涂片用碘液或吉氏染色检查，因细胞内的包涵体呈红色，以碘染色后可呈棕褐色，细胞其他成分呈黄色即为阳性。此法操作简便，但特异性和敏感性较差，阳性率较低，应结合分泌物或尿中多形核白细胞的量进行诊断。

3）抗体的检测：主要运用酶免疫反应（EIA）和直接荧光素标记抗体检测（DFA）。前者是用酶标记试验检查患者标本中的衣原体抗原，此法敏感性高、特异性强、阳性预期值基本可靠。后者是非培养方法中应用最多的检测方法之一。在标本中存在衣原体时，荧光素标记抗体与标本中的衣原体结合，洗掉未结合的抗体后，置于荧光显微镜下，衣原体发出苹果绿色荧光为阳性。此法操作简单、特异性高，敏感性强，其不足之处是辨认衣原体或背景荧光时结果易受主观因素的影响，故需有经验的实验室技术人员操作。

4）PCR法：是直接从分泌物内检测衣原体脱氧核糖核酸（DNA）并将标本中数目有限的目标DNA或RNA序列扩增百万倍，诊断衣原体感染具有快速、特异性强及敏感的特点。

（韩　莹）

第十二章 生殖道脱落细胞学检查

女性生殖道细胞是指阴道、子宫颈管、子宫和输卵管的上皮细胞。女性生殖道上皮细胞受卵巢激素影响出现周期性变化，妊娠期也有相应变化。检查生殖道脱落细胞既可以反映体内的女性激素水平，又能协助诊断生殖道不同部位恶性肿瘤并观察其治疗效果。生殖道脱落上皮细胞包括阴道上段、子宫颈阴道部、子宫、输卵管及腹腔的上皮细胞，其中以阴道上段、子宫颈阴道部的上皮细胞为主。生殖道脱落细胞检查方法简便、经济、实用，是防癌筛查和卵巢功能检查的辅助诊断方法之一，但发现恶性细胞后不能定位，需进一步检查才能确诊；如未找到恶性肿瘤细胞，也不能完全排除恶性肿瘤的可能，需结合其他检查进行综合分析。

一、阴道脱落细胞涂片

（一）操作目的

了解卵巢或胎盘功能。

（二）适应证

1. 卵巢功能检查，适用于功能失调性子宫出血、闭经等患者。

2. 胎盘功能检查，适用于疑似妊娠期间胎盘功能减退的妊娠妇女。

3. 流产的诊断。

4. 生殖道感染性疾病的诊断。

（三）禁忌证

1. 生殖道急性炎症。

2. 月经期。

（四）操作前准备

1. 物品准备 阴道窥器1个，载玻片2张（一侧为毛玻璃），无菌干燥棉签及棉球，装有固定液（95%乙醇）标本瓶1个。

2. 患者准备 同盆腔检查。

3. 操作者准备 同盆腔检查。

（五）操作步骤

1. 患者取膀胱截石位躺于检查床，基本要求同盆腔检查；用铅笔在载玻片有毛玻璃的一侧写好患者姓名。

（1）已婚及有性生活妇女：用未涂润滑剂的阴道窥器扩张阴道，用无菌干燥棉签在阴

细胞收集率且细胞可均匀分布于玻片上，可以提高发现鳞状上皮低度和高度病变的敏感性。此外，该技术可一次取样多次重复制片。

2. 将固定于 95% 的乙醇中涂有标本的载玻片或洗脱有标本的细胞保存液小瓶送检。

（六）注意事项

1. 向患者宣教有关生殖道脱落细胞学检查的知识，使其积极配合检查。

2. 准备好检查所需物品，阴道窥器不得涂润滑剂，载玻片应经脱脂处理。

3. 受检者于检查前 24～48 小时内禁止性生活、阴道检查、阴道灌洗及阴道上药。

4. 取脱落细胞标本时动作应轻、稳、准，避免损伤组织引起出血。若阴道分泌物较多，应先用无菌干棉球轻轻擦拭后再取标本。

5. 涂片必须均匀地向一个方向涂抹，禁忌来回涂抹，以免破坏细胞。

6. 做好载玻片标记，标本应立即放入装有 95% 乙醇固定液的标本瓶中固定并及时送检。

7. 向患者说明生殖道脱落细胞学检查结果的临床意义，嘱其将病理报告结果及时反馈给医师，给予相应诊治。

（七）相关知识——生殖道脱落细胞在妇科肿瘤诊断方面的应用

1. 癌细胞特征 主要表现在细胞核、细胞形态以及细胞间关系的改变。如癌细胞的细胞核增大，核质比例失常；核大小不一，形态不规则；深染且深浅不一；核膜增厚且不规则，染色质分布不均匀；核分裂异常等。细胞大小不等、形态各异，细胞质减少甚至出现空泡。癌细胞单独或成群出现，排列紊乱等。

2. 生殖道脱落细胞学诊断的报告形式 报告形式有分级诊断和描述性诊断两种。我国个别医院仍在采用分级诊断，应用巴氏 5 级分类法。近年来，TBS 分类法及其描述性诊断的使用更为广泛。

（1）巴氏 5 级分类法

巴氏Ⅰ级：正常，为正常阴道细胞涂片。

巴氏Ⅱ级：炎症，一般属于良性改变或炎症。

巴氏Ⅲ级：发现可疑恶性细胞，为可疑癌。

巴氏Ⅳ级：发现不典型癌细胞，待证实，为高度可疑癌。

巴氏Ⅴ级：发现大量典型的癌细胞。

巴氏分级法存在一定缺点，以级别表示细胞改变的程度容易造成假象，对癌前病变缺乏客观标准且不能与组织病理学诊断名词相对应等。

（2）TBS 分类法及其描述性诊断内容：为使细胞学诊断与组织病理学术语一致且能与临床处理密切结合，1988 年美国制订了阴道细胞 TBS（the Bethesda system）命名系统。1991 年国际癌症协会对宫颈/阴道细胞学诊断报告正式采用 TBS 分类法。TBS 分类法包括标本满意度的评估、对细胞形态特征的描述性诊断并给予细胞病理学诊断及治疗建议。TBS 描述性诊断报告主要内容如下。

1）未见上皮内病变细胞和恶性细胞，包括可能伴随炎症或者良性反应性改变。

2）鳞状上皮细胞异常：①非典型鳞状上皮细胞（atypical squamous cells，ASC）：包括无明确诊断意义的不典型鳞状细胞（atypical squamous cell of undetermined significance，ASCUS）和不能排除高级别鳞状上皮内病变不典型鳞状细胞（atypical squamous cells – cannot exclude HIS，ASC – H）；②低度鳞状上皮内病变（low – grade squamous intraepithelial lesions，LSIL）：与 CIN Ⅰ 术语相符；③高度鳞状上皮内病变（high – grade squamous intraepithelial lesions，HSIL）：包括 CIN Ⅱ、CIN Ⅲ和原位癌；④鳞状细胞癌：如能明确组织学类型，应分为角化型鳞癌、非角化型鳞癌、小细胞型鳞癌。

3）腺上皮细胞改变：①不典型腺上皮细胞（AGC）：包括宫颈管细胞 AGC 和子宫内膜细胞 AGC；②腺原位癌（AIS）；③腺癌（adenocarcinoma）：若可能则判断来源：宫颈管、子宫内膜或子宫外。

4）其他恶性肿瘤：原发于宫颈和子宫体的不常见肿瘤及转移癌。

宫颈细胞学检查是 CIN 和早期宫颈癌筛查的基本方法，也是诊断的必需步骤，相对于高危型 HPV 检测，细胞学检查特异性高，但敏感性较低。建议在性生活开始后 3 年或 21 岁以后开始进行宫颈细胞学检查，并结合定期 HPV DNA 检测。

（韩　莹）

第十三章 宫颈脱落细胞 HPV DNA 检测

流行病学及分子生物学资料表明，人乳头瘤病毒（human papilloma virus，HPV）感染可引起子宫颈上皮内瘤变（CIN）及子宫颈癌的发生，且 HPV 分型不同其致病能力也存在差异，高危类型 HPV 的持续感染是导致子宫颈癌发生的最主要因素。故 HPV 感染的早期发现、准确分型及病毒定量对子宫颈癌的防治意义重大，目前已将 HPV 感染检测作为子宫颈癌及癌前病变的常规筛查手段在临床推广应用。

（一）操作目的

早期发现 HPV 感染、准确分型及病毒定量，防治子宫颈癌；常规筛查子宫颈癌及癌前病变。

（二）适应证

1. 性活跃期妇女，子宫颈癌及癌前病变的常规筛查。

2. 有不良性行为习惯者，如多个性伴侣、早年性交、性生活活跃。

3. 对 HPV 感染者进行准确分型及病毒定量者。

（三）检测方法

因 HPV 病毒不能在体外细胞培养，故不能用简便的血清学检测进行 HPV 诊断和分型。临床上用于检测 HPV 的方法包括细胞学方法、原位杂交、免疫组化、斑点杂交、核酸印迹和 PCR 等。

1. 传统检测方法 主要通过免疫学和形态学方法进行检测。形态学方法包括巴氏涂片细胞病理学检测、电镜技术（直接观察病毒颗粒）、宫颈荧光检查等；免疫学方法包括免疫组化法通过抗 HPV L1 蛋白抗体与外壳蛋白反应检测 HPV、采用放射免疫沉淀法测定 CIN 血清中的 HPV16 抗体水平、用血清免疫吸附试验（ELISA）检测血清中的 HPV E6、E7 特异性抗体蛋白等。

传统方法的特异度与敏感度均不高，假阳性率和假阴性率较高，且不便对 HPV 进行分型，目前应用较少。

2. PCR 检测 HPV DNA 此方法可检测核酸杂交阳性标本中的 HPV DNA 片段，灵敏度高、操作简单、标本来源不受限制。包括常规 PCR、实时荧光定量 PCR、PCR – ELISA 检测及 PCR 结合反向点杂交技术检测等。既可对 HPV 阳性感染进行确诊，也可行 HPV 的分型。此法缺点在于它的高灵敏性，易因样品的交叉污染而导致假阳性结果。

3. 杂交捕获 HPV DNA 分析

（1）核酸印迹原位杂交：适用于 HPV 分型和 HPV DNA 分子量鉴定，灵敏度高，但操作复杂、需要新鲜组织标本，故不便在临床大规模应用。

（2）斑点印迹：较核酸印迹原位杂交法敏感度和特异度低，虽经济实用，但实验过程有放射性污染，对环境保护不利。

（3）原位杂交：以非放射性探针对石蜡组织进行检测，能作定位检测，假阳性率低，但因敏感度不高，故极大降低了临床使用价值。

（4）杂交捕获法（hybrid capture）：是一组检测 HPV DNA 的非放射性技术。主要是应用高效的液相 RNA - DNA 杂交方法捕获样品中的 HPV DNA，采用碱性磷酸酶标记抗 RNA 抗体与 DNA 抗体 - 化学发光信号显示系统。此法检测的灵敏度和特异度分别为 95%、85%，目前广泛应用于子宫颈癌的复查和筛查。

4. 病理组织学检查　结合原位杂交技术应用组织或细胞在病理切片上和分子探针进行 HPV DNA 杂交，不仅可观察组织学形态改变，也可对 HPV 进行分型检测，是较理想的病理学检测及研究方法。目前因缺乏稳定的探针，且操作复杂，不适于大规模应用。

（四）注意事项

1. 向患者宣教有关宫颈脱落细胞 HPV DNA 检查的知识，使其积极配合检查。

2. 准备好检查所需物品，检查所需器具务必严格消毒方可使用。

3. 受检者于检查前 24～48 小时内禁止性生活、阴道检查、阴道灌洗及阴道上药。

4. 取细胞标本时动作应轻、稳、准，避免损伤组织引起出血。

5. 涂片时必须均匀地向一个方向涂抹，禁忌来回涂抹，以免破坏细胞。

6. 做好载玻片标记，标本应立即放入装有 95% 乙醇固定液的标本瓶中固定并及时送检。

7. 向患者说明宫颈脱落细胞 HPV DNA 检查结果的临床意义，嘱其将病理报告结果及时反馈给医师，给予相应诊治。

（五）相关知识——HPV 检测在子宫颈癌筛查中的临床价值

1. 与细胞学检查联合或单独使用进行子宫颈癌的初筛，有效减少细胞学检查的假阴性结果。适用于大面积普查，初筛并聚焦高风险人群。

2. 可根据 HPV 感染基因型预测受检者子宫颈癌的风险。HPV 感染型别与宫颈病变的级别有一定关系，各型别对宫颈上皮的致病力亦有区别。

3. 对未明确诊断意义的不典型鳞状上皮细胞或腺上皮细胞（atypical cells of undetermined significance，ASCUS），应用 HPV 检测可有效的对其分流。HPV DNA 检测可应用于检测临床上可疑涂片，将 CIN 从细胞学结果未明确诊断意义的非典型鳞状细胞/腺细胞中有效检出。

4. 对宫颈高度病变手术治疗后的患者，HPV 检测可作为判断其疗效和随访监测的手段，预测其病变恶化或术后复发的风险。研究表明行宫颈锥切术后应用 HPV DNA 检测可预测残余 CIN，预测准确率高，且灵敏度高。手术后 6～12 个月检测 HPV 阴性者，提示病灶切除干净，可最大程度减轻患者的焦虑情绪。若术后 HPV 检测阳性，提示有残余病灶及复发可能。

（韩　莹）

第十四章　宫颈活组织检查

宫颈活组织检查简称宫颈活检，是自子宫颈病变处或可疑部位取少部分组织进行病理学检查，是子宫颈疾病可靠的诊断依据。包括局部活组织检查和诊断性宫颈锥切术。

一、局部活组织检查

（一）操作目的

协助临床对 CIN，尤其是高级别 CIN 进行确诊，协助临床对子宫颈癌进行确诊。

（二）适应证

1. 子宫颈脱落细胞学涂片检查巴氏Ⅲ级或Ⅲ级以上，子宫颈脱落细胞学涂片检查巴氏Ⅱ级经抗感染治疗后仍为Ⅱ级，TBS 分类鳞状上皮细胞异常即低度磷状上皮内病变（LSIL）及以上者。

2. 阴道镜检查时反复可疑阳性或阳性者。

3. 疑有子宫颈癌或慢性特异性炎症，需要进一步明确诊断者。

（三）禁忌证

1. 阴道、子宫颈、子宫及盆腔有急性或亚急性炎症。

2. 妊娠期或月经期。

3. 有血液病等出血倾向。

（四）操作前准备

阴道窥器 1 个，宫颈钳 1 把，宫颈活检钳 1 把，长镊子 2 把，带尾线纱布或带尾线棉球 1 个，棉球及棉签若干，无菌手套 1 副，复方碘溶液，碘伏消毒液，装有固定液（10% 甲醛溶液或 95% 酒精）的标本瓶 4～6 个。

（五）操作步骤

1. 患者取膀胱截石位，置阴道窥器暴露子宫颈，用干棉球将子宫颈黏液及阴道分泌物拭净，局部消毒。

2. 用宫颈钳夹持子宫颈前唇，用宫颈活检钳在子宫颈外口鳞柱状上皮交接处或有特殊病变处取材。可疑子宫颈癌者选择 3 点、6 点、9 点、12 点 4 处取材。临床已明确为子宫颈癌者，只为明确病理类型或浸润程度时可做单点取材。为提高取材准确性，可在阴道镜引导下行定位取材，或在子宫颈阴道部涂以复方碘溶液，选择不着色区取材。

3. 子宫颈局部填塞带尾线纱布或棉球压迫止血，嘱患者 24 小时后自行取出。

4. 将所取组织分别装于标本瓶内，并做好所取部位标记。

5. 协助医师填写病理活组织检查申请单，将标本瓶连同病理活组织检查申请单送交病理检验。清洗、整理所用物品。

（六）护理要点

1. 检查前向患者讲解检查目的、过程和注意事项，以取得患者配合。

2. 检查过程中及时为医师传递所需物品，观察患者反应，给予患者心理支持。

3. 检查后嘱患者注意观察有无阴道流血，24小时后自行取出阴道填塞带尾线纱布或棉球，保持外阴清洁，禁止性生活及盆浴1个月。

4. 告知患者及时领取病理检查报告单并及时将结果反馈给医师。

二、诊断性宫颈锥切术

（一）操作目的

通过诊断性宫颈锥切术确定或排除可疑的CIN和子宫颈癌。

（二）适应证

1. 子宫颈脱落细胞学涂片检查多次找到恶性细胞，而宫颈活检及分段诊刮病理检查均未发现癌灶者。

2. 宫颈活检为CIN Ⅲ级需要确诊，或可疑为早期浸润癌，为明确病变累及程度和决定手术范围者。

（三）禁忌证

同局部活组织检查。

（四）操作前准备

无菌导尿包1个，阴道窥器1个，宫颈钳1把，子宫探针1个，宫颈扩张器4～7号各1个，尖手术刀1把（或高频电切仪1台，环形电刀1把，等离子凝切刀1把，电凝球1个），长镊子2把，刮匙1把，持针器1把，圆针1～2个，洞巾1块，无菌手套1副，棉球及棉签若干，复方碘溶液，碘伏消毒液，装有固定液（10%甲醛溶液或95%酒精）的标本瓶2～3个。

（五）操作步骤

1. 患者在蛛网膜下腔或硬膜外阻滞麻醉下取膀胱截石位，外阴、阴道常规消毒，铺无菌孔巾。

2. 导尿后，置阴道窥器暴露子宫颈并消毒阴道、子宫颈。

3. 用宫颈钳夹持子宫颈前唇并略向外牵拉，用宫颈扩张器逐号扩张子宫颈管至所需号数，用刮匙搔刮子宫颈管，将刮取物装入所备标本瓶并作好标记。子宫颈涂布复方碘溶液，在碘不着色区外0.5cm处，用尖刀在子宫颈表面做环形切口，深约0.2cm，包括子宫颈上皮及少许皮下组织，按30°～50°向内作宫颈锥形切除。根据手术指征的不同，可深入子宫颈管1～2.5cm，呈锥形切除。也可采用环形电切除术（LEEP）行锥形切除。于切除标本

12点处做一标志，装入所备标本瓶并作好标记待检。

4. 创面止血用无菌纱布压迫止血，若有动脉出血，可用肠线缝扎止血，也可用止血粉、明胶海绵、止血纱布、凝血酶等止血。

5. 将要行子宫切除者，手术最好在锥切术后48小时内进行，可行子宫颈前后唇相对缝合封闭创面止血。若不能在短期内手术或无需行进一步手术者，则应行子宫颈成形缝合术或荷包缝合术，术毕探查子宫颈管。

6. 协助医师填写病理活组织检查申请单，将标本瓶连同病理活组织检查申请单送交病理检验。清洗、整理所用物品。

（六）护理要点

1. 术前配合医师告知患者手术应在月经干净后3～7天内进行，向患者及家属说明手术过程，耐心解答患者提出的问题，以减轻患者的心理压力。

2. 术中配合医师做好导尿、止血、标本固定与标记。

3. 术后患者留观察室观察1小时，注意有无阴道流血、头晕及血压下降等现象。

4. 告知患者休息3日，遵医嘱使用抗菌药物预防感染。保持外阴清洁，禁止性生活和盆浴2个月。

5. 嘱患者注意观察阴道流血情况，如出血较多应立即就诊。术后6周探查子宫颈管有无狭窄。

（王　炯）

第十五章 经阴道后穹隆穿刺术

（一）操作目的

阴道后穹隆顶端与直肠子宫陷凹贴接，直肠子宫陷凹是腹腔最低部位，故腹腔内的积血、积液、积脓常积存于该处。阴道后穹隆穿刺是指在无菌条件下，用穿刺针经阴道后穹隆刺入盆腔，抽取直肠子宫陷凹处积存物进行肉眼观察、化验、病理检查，是妇产科临床常用的辅助诊断方法。

（二）适应证

1. 疑有腹腔内出血时，如异位妊娠、卵巢黄体破裂等。

2. 疑有盆腔内积液、积脓时，可进行穿刺抽液检查以了解积液性质、引流、局部注射药物。

3. B型超声检查引导下行卵巢子宫内膜异位囊肿或输卵管妊娠部位注药治疗。

4. B型超声检查引导下经阴道后穹隆穿刺取卵，用于各种助孕技术。

（三）禁忌证

1. 盆腔严重粘连，直肠子宫陷凹被较大肿块完全占据，并已凸向直肠者。

2. 疑有肠管与子宫后壁粘连者。

3. 高度怀疑恶性肿瘤者。

4. 异位妊娠准备采用非手术治疗者。

（四）操作前准备

阴道窥器1个、宫颈钳1把、腰椎穿刺针或7号注射针1个、10ml注射器1个、无菌试管、洞巾、纱布、棉签及消毒碘液等。

（五）操作步骤

1. 患者排空膀胱，取膀胱截石位，外阴常规消毒，铺无菌洞巾。行妇科检查了解子宫、附件情况，检查阴道后穹隆是否膨隆。

2. 用阴道窥器充分暴露宫颈及阴道后穹隆并消毒。用宫颈钳钳夹宫颈后唇，向前上提拉，充分暴露阴道后穹隆，再次消毒。用7号长针头接10ml注射器，检查针头有无堵塞，在后穹隆中央或稍偏患侧，距离阴道后壁与宫颈后唇交界处稍下方平行宫颈管刺入，当针穿过阴道壁，有落空感（进针深约2cm）后立即抽吸，必要时适当改变方向或深浅度，如无液体抽出，可边退针边抽吸。

3. 针头拔除后，穿刺点如有活动性出血，可用无菌棉球压迫片刻。血止后取出阴道窥器。

（六）护理要点

1. 术前、术中及术后，严密观察、记录患者生命体征的变化，特别是疑有腹腔内出血的患者。

2. 穿刺时要注意进针方向和深度，避免针头刺入宫体及直肠。

3. 若抽出血液，应观察血液是否在短时间内凝集，出现凝集为血管内血液，血液不凝集为腹腔内血液。若未能抽出不凝血，也不能完全排除异位妊娠或黄体破裂出血。

4. 抽出腹腔内积液或积脓应注明标记及时送检。

5. 术后注意观察阴道流血情况，嘱患者保持外阴部清洁。

（刘琼玲）

第十六章　经腹壁羊膜腔穿刺术

经腹壁羊膜腔穿刺术（amniocentesis）是在中晚期妊娠时用穿刺针经腹壁、子宫壁进入羊膜腔抽取羊水，进行临床分析诊断，辅助产前诊断或治疗的方法。

（一）操作目的

辅助临床诊断、产前诊断或进行治疗。

（二）适应证

1. 产前诊断　临床上通过羊水细胞培养及胎儿染色体核型分析、酶类测定，用于鉴定胎儿性别、确诊胎儿染色体疾病及先天性代谢病等。① 孕妇曾生育染色体异常患儿；② 夫妻或其亲属中患遗传性疾病；③ 孕期唐氏综合征筛查为高风险的孕妇；④ 年龄 >35 岁的孕妇；⑤ 孕期超声检查发现胎儿异常的孕妇；⑥ 孕妇可能为性连锁遗传病基因携带者等。

2. 治疗

（1）胎儿异常或死胎需做羊膜腔内注药引产终止妊娠。

（2）因各种严重疾病须在短时间内终止妊娠，但胎儿未成熟，需行羊膜腔内注入地塞米松以促进胎肺成熟。

（3）羊水过多且胎儿无畸形，需放出适量羊水以改善症状及延长孕期，提高胎儿存活率。

（4）羊水过少且胎儿无畸形，可间断向羊膜腔内注入适量 0.9% 氯化钠注射液，预防胎盘和脐带受压，减少胎肺发育不良或胎儿窘迫。

（5）胎儿生长受限者，可向羊膜腔内注入氨基酸等促进胎儿发育。

（6）母儿血型不合需给胎儿输血。

（三）禁忌证

1. 用于产前诊断时：①孕妇曾有流产征兆；②术前 24 小时内两次体温（间隔 4 小时以上）在 37.5℃ 以上。

2. 用于羊膜腔内注射药物引产时：①术前测体温，两次体温（间隔 4 小时以上）在 37.5℃ 以上；②心、肝、肺、肾功能严重异常；③各种疾病的急性阶段；④有急性生殖道炎症、盆腔或宫腔感染等。

（四）操作前准备

20~21 号带芯腰椎穿刺针 2 根，弯盘 1 个，无菌孔巾 1 块，20ml 注射器 1 个，5ml 注射器标本瓶 1 个，1ml 注射器 1 个，0.5% 聚维酮碘液，2% 利多卡因注射液，消毒棉球若干、纱布 4 块，无菌手套 1 副，胶布。

（五）操作步骤

1. 孕妇排空膀胱后取仰卧位，术前进行 B 型超声检查，对羊水暗区和胎盘位置进行定位，选择羊水暗区作为穿刺点并做好标记（图 16 – 1）。或在 B 型超声引导下直接穿刺。

2. 腹部皮肤常规消毒，铺无菌孔巾。

3. 在标记的穿刺点处用 0.5％ 利多卡因行局部浸润麻醉。20～21 号带芯腰椎穿刺针垂直刺入腹壁，穿刺阻力第一次消失表示进入腹腔。继续进针又有阻力表示进入宫壁，阻力再次消失表示已达羊膜腔。拔除针芯即有羊水溢出。抽取所需羊水量或直接注药。操作完毕后将针芯插入穿刺针内迅速拔出，敷以无菌干纱布加压 5 分钟后胶布固定。

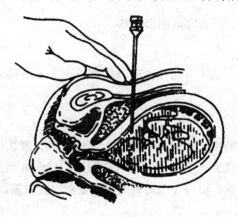

图 16 – 1　经腹壁羊膜腔穿刺

（六）护理要点

1. 操作前对孕妇进行全身的健康评估，包括生理（生命体征、血常规、凝血功能、肝肾功能等）和心理的评估。应向患者及家属说明该操作的目的、过程，以缓解其紧张心理，取得积极配合。

2. 穿刺时间的选择：胎儿异常引产者，宜在妊娠 14～27 周进行；出生缺陷的产前诊断宜在妊娠 16～22 周进行。

3. 术中严格执行无菌操作规程，避免感染。若抽不出羊水，有可能因针被羊水中的有形物质阻塞，穿刺方向、深度稍加调整即可抽出羊水；若抽出血液（可能穿刺针误入腹壁、子宫壁、胎盘或刺伤胎儿血管），应立即拔除穿刺针并压迫穿刺点，加压包扎。

4. 进针不可过深过猛，尽可能一次成功，避免多次操作。最多不得超过两次。穿刺与拔针前后应注意孕妇有无呼吸困难、发绀等异常。警惕发生羊水栓塞。穿刺前后注意听诊并记录胎心及胎动，及时发现异常。

5. 术后当日孕妇应减少活动，多卧床休息；注意观察穿刺点部位有无液体溢出及阴道流血情况，重视胎心率和胎动变化等，若有异常，立即通知医师处理。

（李雪静　郭艳巍）

第十七章　会阴切开术

会阴切开包括会阴侧切，会阴正中切开两种。因会阴正中切开增加会阴三度裂伤的发生，本章只介绍会阴侧切术。

（一）操作目的

正确应用会阴切开术，配合完成阴道分娩。

（二）适应证

会阴过紧或胎儿过大，估计分娩时会阴裂伤难以避免者或母儿有病理情况急需结束分娩者。

（三）禁忌证

正常分娩过程中没有明确指征时，不得行会阴切开术。禁止应用会阴正中切开。会阴正中切开增加三度裂伤危险，是会阴裂伤的高危因素，目前证据不支持在早产儿分娩时常规会阴侧切，可预防脑出血，早产儿阴道分娩不需要常规会阴侧切。

（四）操作前准备

会阴切开包，侧切剪刀，持针器，2-0可吸收线，线剪，止血钳，10ml注射器，局部麻醉药品利多卡因等，注射用水，穿刺针等。

（五）操作步骤

会阴切开属于难产助产操作，不是正常分娩的常规助产方法，应有产科医师医嘱并由医师进行操作。或由有经验的助产人员，经医师同意并在医师指导下进行切开。

1. 会阴常规消毒铺巾。

2. 用0.5%利多卡因局部浸润和阴部阻滞麻醉（图17-1）。等待2分钟麻醉药显效。

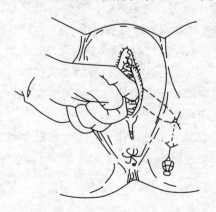

图17-1　阴部阻滞麻醉示意图

3. 会阴侧切术时机：估计胎儿胎头能在 1～2 次宫缩后娩出或手术助产已做好会阴麻醉，左手示、中指伸入阴道内，放在胎头和会阴之间撑其左侧阴道壁，将会阴切开专用剪刀（钝头剪）置于后联合中线向左侧 45°处，与皮肤垂直切开 4～5cm，会阴切开后用生理盐水纱布压迫止血（图 17－2）。

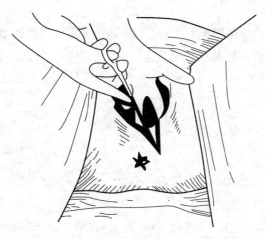

图 17－2 会阴侧切示意图

4. 缝合

（1）分娩结束后，仔细检查阴道内切口处有无延裂和其他损伤。

（2）将尾纱填入阴道内，尾纱的带子用钳子夹住，暴露手术视野，用 2－0 可吸收线间断或连续缝合阴道黏膜，自切口顶端上方 0.5～1cm 处开始至处女膜，对合整齐，不留死腔，不宜过密，针距 0.5～0.8cm，间断缝合会阴肌层，最后皮内缝合或间断缝合皮肤。缝合完毕，取出尾纱，检查切口有无血肿或出血，然后肛查缝线有无穿透直肠黏膜，缝合后记录皮肤针数，擦净周围及外阴血渍，再次涂擦消毒液。

（五）注意事项

1. 会阴切开应在宫缩时与会阴皮肤垂直切开。

2. 一次全层切开。

3. 如会阴已高度膨隆时，剪开角度可在 60°～70°以免损伤直肠。如会阴体短则以阴唇后联合左上方 0.5cm 为切口入点。

4. 缝合过程中可用甲硝唑冲洗伤口，预防感染。

5. 缝合操作快，止血彻底，缝合线间距大于 2cm，不宜过密。

6. 严格无菌技术操作，做好消毒隔离及自我防护工作。

7. 操作结束后常规肛诊，注意有无缝线穿透直肠。

8. 清点缝线和纱布。

（郭艳巍）

第十八章　胎头吸引术

胎头吸引术是将胎头吸引器置于胎头上，形成一定负压后吸住胎头，按胎头娩出机制，通过牵引协助胎儿娩出的一种阴道助产手术。常用的胎头吸引器有金属（直锥牛角形、扁圆形）和硅胶喇叭形两种。

（一）操作目的

缩短第二产程，减少母婴并发症。

（二）适应证

1. 缩短第二产程：因妊娠合并心脏病，妊娠高血压疾病，剖宫产史或子宫有瘢痕，不宜在分娩时屏气者及有轻度胎儿窘迫者。

2. 第二产程延长：因持续性枕横位或枕后位，宫缩乏力等原因，可能或已经发生第二产程延长者。

3. 胎儿有宫内窘迫可能者。

（三）禁忌证

1. 骨盆狭窄或头盆不称。

2. 颜面位、额位、高直位，或其他异常胎位。

3. 严重胎儿窘迫。

（四）操作前准备

1. 物品准备　产包1个、负压吸引器1台、无菌导尿管1根、无菌手套1副、利多卡因1~2支、50ml注射器1支、血管钳2把、新生儿抢救药品等。

2. 患者准备　初产妇或会阴较紧者，可行单侧或双侧阴部神经阻滞。

3. 操作者准备　穿手术衣，戴无菌手套。

（五）操作步骤

1. 产妇取膀胱截石位，常规消毒外阴，按正常分娩要求穿手术衣、戴无菌手套、铺无菌巾、导尿。

2. 行阴道检查确认宫口开全，明确胎位。会阴体较长或会阴部坚韧者，可行会阴侧切术，切口可稍大些，避免会阴裂伤。

3. 放置胎头吸引器，将吸引器大端涂以润滑剂，术者以左手示指及中指撑开阴道后壁，右手持吸引器，将大端经阴道后壁送入，其后缘抵达胎头顶部。然后，左手示、中指掌面向外，拨开阴道右侧壁，使大端侧缘滑入阴道内，继而手指向上托起阴道前壁，使吸引器前壁滑入。最后以右手中、示指拉开阴道左侧壁，使整个吸引器大端滑入阴道内，与胎头顶部紧贴。

4. 检查胎头吸引器附着位置。用左手将吸引器大端紧扣在胎头上，右手示、中指沿吸引器大端边缘触摸，了解是否有阴道壁或宫颈组织夹入吸引器与胎头之间，如有，应予以推开。

5. 抽吸负压。术者用左手保持吸引器正确位置，开启电动吸引器，或用注射器抽气，使负压达 37.24～46.55kPa（280～350mmHg），然后钳夹胶皮管，以保持胎头吸引器内负压，或用电动吸引器持续吸引亦可。负压形成后，胎头顶部形成产瘤，术者再以右手示指检查胎头吸引器与胎头间无产道软组织夹入后，开始牵引。

6. 牵拉吸引器，于宫缩及产妇屏气时开始牵引，先向下向外协助胎头俯屈，如胎方位为枕左前或枕右前位，在牵引时，应顺势旋转胎头，当胎头枕部抵达耻骨联合下方时，逐渐向上向外牵引，使胎头逐渐仰伸，待双顶径娩出时，解除负压，轻轻取下胎头吸引器，胎额、鼻及颏相继娩出。若一次宫缩胎头未娩出，在宫缩间隙期可轻轻保持原有牵引力，待下次宫缩时再继续牵引，以助胎儿娩出。

（六）护理要点

1. 术前向产妇及家属讲解胎头吸引术的目的及方法，解答其疑问，使其积极配合。

2. 术中注意观察产妇宫缩及胎心变化，牵引前检查吸引器是否漏气，牵引时间不超过10 分钟，吸引器负压要适当，过大可导致胎儿头皮损伤，过小容易滑脱，超过 2 次应改为产钳助产或剖宫产结束分娩。

3. 检查产道有无撕裂，常规缝合会阴。

4. 严密观察新生儿面色、呼吸、哭声、呕吐及有无抽搐。密切观察新生儿有无血肿形成及头皮损伤。必要时请新生儿科医师给予监护和治疗。

5. 观察会阴切开有无渗血、红肿、硬结、脓性分泌物。若会阴切开出现水肿，可用50% 硫酸镁纱布湿热敷。

（富晓敏）

第十九章 产钳术

产钳术是利用产钳作为牵引力或旋转力，以纠正胎头方位、协助胎头下降及胎儿娩出的产科手术。根据手术时胎头双顶径及骨质最低部在骨盆内位置的高低可分为出口、低位、中位及高位产钳术4大类。目前临床主要应用出口产钳术及低位产钳术。双顶径已达坐骨棘水平以下，先露骨质最低部已达盆底，胎头矢状缝已转至骨盆出口前后径上为低位产钳术。双顶径在坐骨棘水平以下，先露骨质最低部降至盆底，并使外阴扩张、膨出或见部分胎头为出口产钳术。

（一）操作目的

缩短第二产程，减少母婴并发症。

（二）适应证

1. 第二产程延长：因持续性枕横位或枕后位，轻度骨盆狭窄，巨大胎儿及宫缩乏力等原因导致第二产程延长者。

2. 缩短第二产程：因妊娠合并心脏病、妊娠高血压疾病、剖宫产史及子宫有瘢痕不宜在分娩时屏气者。

3. 因妊娠期高血压疾病、过期妊娠、胎盘早剥、脐带绕颈或脐带脱垂等原因导致胎儿窘迫者。

4. 因颜面位呈颏前位或臀位胎头娩出困难者。

5. 产妇全身情况不宜在分娩时使用腹压者。如心脏疾病者，急性或慢性肺部疾病或其他疾病导致肺功能减退，重度子痫前期，重度的肝脏、肾脏疾病，癫痫、精神分裂症等精神、神经系统疾病，产妇高热、器官衰竭等以及原发性高血压、动脉硬化、妊娠高血压疾病等在产程中血压升高，子痫或先兆子痫等需缩短第二产程者。

6. 吸引器助产失败，确认为无明显头盆不称或胎头已入盆甚至已通过坐骨棘平面者。

7. 臀位、后出头须产钳助产者。

8. 有前次剖宫产史或子宫有瘢痕而需缩短第二产程者。

（三）禁忌证

1. 骨盆狭窄或头盆不称。胎头双顶径未达坐骨棘水平，胎先露在 S^{+2} 以上。

2. 颏后位、额先露、高直位或其他异常胎位。

3. 严重胎儿窘迫，估计产钳术不能立即结束分娩者。

4. 胎膜未破，宫口未开全者。

5. 胎儿畸形，如脑积水、无脑儿、巨结肠、连体胎儿、胎儿巨大畸胎瘤等严重畸形。

6. 死胎。胎儿已死亡应以保护产妇为主，可行毁胎术。

（四）操作前准备

1. 物品准备　无菌导尿管 1 根，灭菌产钳 1 对，宫颈钳 4 把，阴道拉钩 1 对，产包 1 个，无菌手套 2 副，2% 利多卡因 1~2 支，50ml 注射器 1 个，血管钳 2 把，会阴切开缝合术可吸收缝合线，新生儿抢救药品等。

2. 孕妇准备

（1）注意监测胎心，必要时吸氧。

（2）消毒外阴，导尿。

（3）阴道检查：要由外向里进行检查，首先看外阴发育良好与否，有无炎症、瘢痕和水肿以及组织弹性如何，而后了解宫口大小及宫颈组织质地，有无水肿，同时了解先露骨质部分的高低和胎方位情况，还要明确产瘤大小、颅骨重叠情况及盆腔是否够大，以利判断头盆是否相称。

（4）检查胎膜完整者，应行人工破膜术。

（5）已静滴缩宫素，宫缩较强时，应减慢滴数，使子宫放松，便于旋转胎头。

（6）准备抢救新生儿窒息药物及用品。

（7）阴道检查先露部的高低和胎方位，以及宫口是否开全。

（8）如为枕后位或枕横位，可先进行手转胎头术，使胎头矢状缝与骨盆出口前后径方向一致，才能放置。如枕后位纠正胎方位有困难亦可行枕后位产钳术。

（9）纠正胎方位后，可应用 0.5%~1% 缩宫素静脉滴入以加强宫缩。

（10）初产妇可行会阴切开术。

（11）准备及检查产钳，并涂以滑润剂。

3. 操作者准备　穿手术衣，戴无菌手套。

（五）操作步骤

1. 产妇取膀胱截石位，常规消毒外阴，按正常分娩要求穿手术衣、戴无菌手套、铺无菌巾、导尿。准备及检查产钳，并涂以润滑剂。

2. 行阴道检查确认宫口开全，明确胎位。如为枕后位或枕横位，先行手转胎头术，使胎头矢状缝与骨盆出口前后径方向一致，才能放置产钳。初产妇可行会阴侧切术，切开可稍大些，避免会阴裂伤。

3. 行单侧或双侧会阴阻滞麻醉。

4. 放置左叶产钳：术者左手握左产钳柄，使其上下垂直，钳匙凹面朝前，右手掌面朝上深入胎头与阴道后壁之间，将左钳匙沿右手掌伸入手掌与胎头之间，然后右手指引钳匙徐徐向胎头左侧滑行，并按胎耳方向，将左钳匙置于胎头左侧顶颞部。当钳叶向前滑行时，钳柄同时向下并微向逆时针方向旋转，最终钳匙与钳柄在同一水平位上。左叶产钳放置适当后，由助手握住并保持钳柄水平位。

5. 放置右叶产钳：术者以右手握右钳柄，左手四指伸入胎头与阴道后壁之间，将右叶产钳按放置左叶产钳法沿左手掌滑行于胎头之间，使达到左钳匙相对应的位置。

6. 合拢钳叶：如两叶产钳位置适当，钳锁容易扣合，钳柄可顺利靠拢，如钳锁不能扣合，则提示产钳位置不当，可先用左手中、示指调整右钳匙，使钳锁合拢，如扣合仍有困难，则应取出产钳，再次检查胎方位后另行放置。

7. 检查胎方位：术者以右手示指伸入阴道，检查胎头位置，钳匙与胎头之间有无软产道组织或脐带夹入。

8. 牵引产钳：于宫缩时轻轻并拢钳柄，左手握产钳胫部，右手手掌向下，中、示指及无名指分别放在钳锁和钳柄侧突部，缓缓向下、向外牵引，当胎头枕骨结节越过耻骨弓下方时，逐渐将钳柄向上提，使胎头逐渐仰伸而娩出。

9. 撤下产钳：当胎头双顶径牵出后，即以右手握住钳柄，按放置产钳的相反方向取出右叶产钳，再按同法取出左叶产钳。

10. 娩出胎盘，检查软产道。

（六）护理要点

1. 术前应仔细检查产钳是否完好。向产妇及家属讲解产钳术的目的及方法，解答其疑问，使其积极配合。

2. 术中注意观察产妇宫缩及胎心变化，指导产妇正确运用腹压及呼吸，配合放置产钳，及时发现产钳放置不适当的征象，如钳柄不易合、锁扣不易扣合、牵引容易滑脱等，避免引起胎儿颅内出血或产伤。

3. 术后产妇及新生儿护理同胎头吸引术。

（富晓敏）

第二十章　子宫下段剖宫产术

（一）操作目的

剖宫产术是经腹壁切开子宫取出已达成熟的成活胎儿及其附属物的手术。主要术式有子宫下段剖宫产术、子宫体部剖宫产术和腹膜外剖宫产术。子宫下段剖宫产术是目前应用最广的剖宫产术，也是比较理想的术式，手术易于掌握，并发症少。

（二）适应证

剖宫产指征掌握恰当与否，是衡量产科水平的重要标志。指征是指不能经阴道分娩或不宜经阴道分娩的病理和生理状态。

1. 胎儿窘迫　指妊娠晚期因合并症或并发症所致的急、慢性胎儿窘迫和分娩期急性胎儿窘迫短期内不能经阴道分娩。

2. 头盆不称　绝对头盆不称或相对头盆不称经充分阴道试产失败。

3. 瘢痕子宫　2 次及以上剖宫产手术后再次妊娠者；既往子宫肌瘤剔除术穿透宫腔者。

4. 胎位异常　胎儿横位，初产足月单胎臀位（估计胎儿出生体重 > 3500g 者）及足先露。

5. 前置胎盘及前置血管

6. 双胎或多胎妊娠　第一胎儿非头位；复杂性双胎妊娠；连体双胎及以上的多胎妊娠。

7. 脐带脱垂　胎儿有存活可能，评估结果认为不能迅速经阴道分娩，应行急诊剖宫产术以尽快挽救胎儿。

8. 胎盘早剥

9. 孕妇存在严重合并症和并发症　如合并心脏病、呼吸系统疾病、重度子痫前期或子痫、急性妊娠期脂肪肝、血小板减少及重型妊娠期肝内胆汁淤积症等，不能承受阴道分娩者。

10. 妊娠巨大儿者　妊娠期糖尿病孕妇估计胎儿出生体质量 > 4250g 者。

11. 孕妇要求的剖宫产

12. 产道畸形　高位阴道完全横膈、人工阴道成行术后等。

13. 外阴疾病　如外阴或阴道发生严重静脉曲张者。

14. 生殖道严重的感染性疾病　如严重的淋病、尖锐湿疣等。

15. 妊娠合并肿瘤　如妊娠合并子宫颈癌、巨大的子宫颈肌瘤、子宫下段肌瘤等。

（三）禁忌证

无特殊原因的死胎及胎儿畸形，不应行剖宫产术终止妊娠。

（四）操作前准备

剖宫产手术包 1 个，内有 25cm 不锈钢盆 1 个，弯盘 1 个，卵圆钳 6 把，1 号、7 号刀柄各 1 把，解剖镊 2 把，小无齿镊 2 把，大无齿镊 1 把，18cm 弯血管钳 6 把，10cm、12cm、14cm 直血管钳各 4 把，艾力斯钳 6 把，巾钳 4 把，持针器 3 把，剪刀 2 把，吸引器头 1 个，阑尾拉钩 2 个，腹腔双头拉钩 2 个，刀片 3 个，双层剖腹单 1 块，手术衣 6 件，治疗巾 10 块，纱布垫 4 块，纱布 20 块，手套 10 副，1、4、7、10 号丝线团各 1 个，铬制肠线 2 管或可吸收缝线若干根。

（五）操作步骤

消毒手术野、铺巾。下腹正中切口或下腹横切口，打开腹壁及腹膜腔，弧形切开子宫下段的膀胱腹膜反折，分离并下推膀胱，暴露子宫下段。在子宫下段前壁正中做一小横切口，用两示指向左右两侧钝性撕开延长切口约 10cm，刺破胎膜，取出胎儿及胎盘胎膜。缝合子宫切口及腹膜反折，清理腹腔，清点敷料及器械无误，缝合腹壁各层直至皮肤。此术式切口愈合好，术后并发症少，临床广泛应用。

（六）护理要点

1. 术前准备　术前记录胎心变化，做好新生儿保暖和抢救工作准备，如氧气、急救药品等。余同腹部手术术前准备。

2. 术中配合　需助产士携带新生儿衣被、抢救器械、药品于手术室候产，完成接生后，及时协助医师抢救新生儿。其余同腹部手术术中配合。

3. 术后护理　在腹部手术后常规护理及产褥期妇女的护理基础上，还应注意以下情况。

（1）观察产妇子宫收缩及阴道流血状况，若宫缩乏力者应按医嘱给予缩宫素，促进子宫复旧。

（2）产后 24 小时产妇取半卧位，以利恶露排出。鼓励做深呼吸、勤翻身并尽早下床活动。

（3）留置导尿管 24 小时，拔管后注意评估能否自行排尿。

（4）做好外阴、切口及乳房护理。保持外阴清洁，做好会阴擦洗；观察切口情况，保证敷料干燥清洁；保持乳头清洁，按需哺乳。

（5）根据肠道功能恢复状况，指导产妇进食。

（6）产妇出院后保持外阴部清洁；告知产妇，剖宫产至少避孕 2 年；指导母乳喂养；教会产妇做产后保健操；摄取营养丰富，高热量，高蛋白，高纤维素的食物；产后 6 周内禁性生活，产后 42 天到医院做产后健康检查。

（刘琼玲）

第二十一章　人工剥离胎盘术

接生者用手剥离并取出子宫腔内胎盘组织的手术，称为人工剥离胎盘术。

（一）操作目的

协助娩出胎盘，减少产后出血，促进子宫复旧。

（二）适应证

1. 胎儿经阴道娩出后，30 分钟胎盘仍未娩出者。

2. 胎儿娩出后不到 30 分钟，但阴道流血已达 200ml 者。

3. 既往有胎盘粘连史，或此次为全麻下阴道手术分娩者，可在胎儿娩出后即行徒手剥离术。

（三）禁忌证

植入性胎盘。

（四）操作前准备

1. 物品准备　无菌导尿管 1 根、无菌手套 1 副、血管钳 2 把。

2. 患者准备

（1）膀胱截石位，消毒外阴及外露脐带，撤换无菌巾、单，术者更换无菌手套及手术衣，或在原手术衣外戴无菌袖套。导尿。

（2）肌注哌替啶 100mg，静脉麻醉或气管内全身麻醉，个别亦可不给麻醉，但须对患者交代清楚，以便配合。

（3）输液，缩宫素 10U 缓慢静注、肌注或经腹壁注入宫底肌肉。

3. 操作者准备　穿手术衣，戴无菌手套。

（五）操作步骤

1. 术者一手牵脐带，另一手涂润滑剂，五指合拢成圆锥状，沿脐带进入阴道及宫腔，摸清胎盘附着位置。

2. 一手经腹壁下压宫底，宫腔内的手掌展开，四指并拢，手背紧贴宫壁，以手指尖和桡侧缘向上左右划动，将胎盘自宫壁剥离。开始时手指和胎盘间有一层柔滑的胎膜相隔，以后胎膜被撑破，手指直接与胎盘母面和宫壁接触，一般剥离无困难。若遇阻力，应内外两手配合仔细剥离，遇少许索状粘连带时可用手指断开。粘连面广而紧，不能用手剥离者，可能为胎盘粘连或植入，应立即停止手术。加强宫缩，若出血不多，可暂观察，给予缩宫素。若出血多，给予开腹处理。

3. 若胎盘附着前壁，则手掌朝前壁贴宫壁剥离胎盘。

4. 估计大部分已剥离，可一手再牵拉脐带，帮助查明并分离剩余部分，然后将胎盘握于手中，边旋转边向下牵引而出。注意勿用强力牵引以免胎盘或胎膜部分残留。

5. 检查胎盘和胎膜有无缺损，并伸手进入宫腔检查，清除残留组织，亦可用卵圆钳在手指引导下夹取，或用大钝刮匙刮除。注意检查子宫有无破损。

（六）护理要点

1. 术前向产妇及家属讲解人工剥离胎盘术的目的及方法，解答其疑问，使其积极配合。

2. 产妇取膀胱截结石位，固定好腿架。

3. 立即建立静脉通道并保持通畅，及时应用缩宫素、配血且做好输血准备。

4. 密切观察产妇阴道流血情况，监测生命体征。

5. 协助术者检查取出胎盘、胎膜是否完整。

6. 注意观察有无子宫破裂、宫腔感染的并发症，按医嘱应用抗生素。

（富晓敏）

第二十二章　诊断性刮宫术

诊断性刮宫，简称诊刮，可用于诊断子宫内膜病变、间接反映卵巢功能、判断子宫发育程度及有无子宫颈管或子宫腔粘连，是妇科临床常用的辅助诊断方法。

一、一般诊断性刮宫

（一）操作目的

刮取子宫内膜或（和）子宫内膜病灶行活组织检查，作出病理学诊断。

（二）适应证

1. 子宫异常出血或阴道排液，需证实或排除子宫内膜癌、子宫颈管癌，或其他病变如流产、子宫内膜炎等。

2. 无排卵型功能失调子宫出血或怀疑子宫性闭经，需在月经周期后半期确切了解子宫内膜改变和子宫内膜结核。

3. 不孕症行诊断性刮宫有助于了解有无排卵，并能发现潜在的子宫内膜病变。

4. 子宫腔内有组织残留或功能失调性子宫出血长期多量出血时，彻底刮宫有助于诊断，并有迅速止血的作用。

（三）禁忌证

1. 滴虫、阴道假丝酵母菌感染或细菌感染所致的急性阴道炎、急性子宫颈炎，急性或亚急性盆腔炎症。

2. 急性严重全身性疾病。

3. 体温 >37.5℃者。

（四）操作前准备

无菌刮宫包 1 个（内有阴道窥器 1 个、宫颈钳 1 把、子宫探针 1 个、宫颈扩张器 4 ~ 8 号各 1 个、长镊子 2 把、大小刮匙各 1 把、洞巾 1 块、弯盘 1 个、取环器 1 个、无菌手套 1 副、纱布 2 ~ 3 块），棉球及棉签若干，碘伏消毒液，装有固定液（10% 甲醛溶液或 95% 乙醇）的标本瓶 2 ~ 3 个。

（五）操作步骤

1. 患者排空膀胱后，取膀胱截石位，妇科检查查清子宫大小及位置。

2. 常规消毒外阴、铺孔巾。置阴道窥器暴露子宫颈，常规消毒阴道、子宫颈。

3. 用宫颈钳夹持子宫颈前唇或后唇，用探针测量子宫颈管及子宫腔深度。用宫颈扩张器逐号扩张子宫颈管至所需号数。将 1 块纱布置于阴道后穹窿及阴道后壁，用于收集刮出的内膜组织。将刮匙送至子宫底部，自上而下沿子宫腔壁、子宫底部和两侧子宫角部刮取组织。取出纱布，收集全部刮出的内膜组织并装入标本瓶中待检。取下宫颈钳和阴道窥器，术毕。

4. 协助医师填写病理活组织检查申请单，检查申请单要注明末次月经时间。将标本瓶连同病理活组织检查申请单送交病理检验。清洗、整理所用物品。

（六）护理要点

1. 术前向患者讲解诊断性刮宫的目的和过程，解除其思想顾虑。出血、穿孔和感染是诊断性刮宫的主要并发症，要做好输液、配血准备。

2. 告知患者在诊断性刮宫前 5~7 天禁止性生活。了解卵巢功能时，可于月经前 1~2 日或月经来潮 6 小时内取材，术前停用性激素至少 1 个月，以免造成结果误判。

3. 不孕症患者应在月经来潮前 1~2 日或月经来潮 6 小时内取材，以判断有无排卵。功能失调性子宫出血患者，可于出血期间给予诊刮；疑为子宫内膜不规则脱落时，则应于月经第 5~7 日取材。疑有子宫内膜结核者，应于月经前 1 周或月经来潮 6 小时内诊刮，诊刮前 3 日及术后 4 日每日肌内注射链霉素 0.75mg 及口服异烟肼 0.3g，以防止诊刮引起结核病灶扩散。

4. 术中指导患者做深呼吸等，帮助患者转移注意力，减轻疼痛。

5. 协助医师观察并收集刮出的子宫内膜组织装入标本瓶，做好记录、标记并及时送检。

6. 术后告知患者保持外阴清洁，2 周内禁止性生活及盆浴，遵医嘱服用抗菌药物。1 周后门诊复查，根据病理检查结果决定进一步治疗方案。

二、分段诊断性刮宫

（一）操作目的

区分子宫内膜癌及子宫颈管癌。

（二）适应证

为确定疾病的原发部位，对某些疾病进行正确分期。

（三）禁忌证

同一般诊断性刮宫。

（四）操作前准备

同一般诊断性刮宫。

（五）操作步骤

分段诊断性刮宫前无需探查子宫腔深度，以免探针将子宫颈管组织带入子宫腔而混淆诊断。用小刮匙自子宫颈管内口至外口顺序刮子宫颈管 1 周，将所刮取的组织置于纱布上，然后探查子宫腔深度，再刮取子宫腔内膜。将刮出的子宫颈管黏膜和子宫腔内膜组织分别装入标本瓶固定、标记、送病理检查。若刮出的组织肉眼观察高度怀疑为癌组织，不应继续刮宫，以防出血及癌扩散。若刮出物肉眼观察未见明显癌组织，则应全面刮宫，以防漏诊。

（六）护理要点

同一般诊断性刮宫。

（李　青）

第二十三章　妇科内镜检查

一、阴道镜检查

（一）操作目的

观察阴道和宫颈的血管形态和上皮结构，以发现与癌变有关的异型上皮、异型血管，对可疑部位行定位活检，提高阴道和血管疾病的诊断率。

（二）适应证

1. 宫颈刮片细胞学检查 LISL 及以上、ASCUS 伴高危型 HPV DNA 阳性或 AGS，或持续阴道分泌物异常者。

2. HPV DNA 检测 16 或 18 型阳性者。

3. 宫颈锥切术前确定切除范围。

4. 妇科检查怀疑宫颈病变者。

5. 可疑外阴、阴道上皮内瘤样病变；阴道腺病、阴道恶性肿瘤。

6. 宫颈、阴道及外阴病变治疗后复查和评估。

（三）禁忌证

1. 阴道毛滴虫、假丝酵母菌、淋病奈瑟菌等感染。

2. 月经期、检查部位异常出血或阴道、子宫颈急性炎症。

（四）操作前准备

弯盘 1 个，阴道内窥器 1 个，宫颈钳 1 把，卵圆钳 1 把，宫颈活检钳 1 把，标本瓶 4~6 个，纱布 4 块，棉球、大小棉签若干个，生理盐水，复方碘溶液，3% 醋酸溶液等。

（五）操作步骤

1. 患者取膀胱截石位，阴道窥器暴露宫颈阴道部，用棉球擦除宫颈分泌物。

2. 将阴道镜物镜移动至距阴道口 10cm 处（镜头距宫颈 15~20cm 处），对准宫颈或病变部位，打开光源，调整物镜位置及焦距使物像清晰。先用低倍镜观察宫颈外形、颜色、血管及有无白斑。

3. 用 3% 醋酸棉球浸湿宫颈表面，数秒后使宫颈柱状上皮肿胀、变白，呈葡萄状改变，鳞-柱状上皮交界处的形态和边界更清楚，称醋酸白试验。上皮内癌时，细胞含蛋白质较多，涂醋酸后蛋白质凝固，上皮变白。若检查时间超过 3~5 分钟，应重复涂擦醋酸液。

4. 必要时可用绿色滤光镜片并放大 20 倍观察，可使血管图像更清晰；如行更精确的血管检查，可加用红色滤光镜片。

5. 用复方碘溶液棉球浸湿宫颈，含大量糖原的成熟鳞状上皮细胞被碘染成棕褐色，称为碘试验阳性；如柱状上皮、未成熟的化生上皮、角化上皮、不典型增生上皮不含有糖原，则涂碘后不着色，称为碘试验阴性。观察不着色区域的分布，在异常图像部位或疑病变部位取多点活检后送病理检查。

（六）注意事项

1. 阴道镜检查前应排除阴道毛滴虫、假丝酵母菌、淋病奈瑟菌等感染。检查部位出血或阴道、宫颈急性炎症时，应先治疗。

2. 检查前 24 小时内应避免性生活及阴道、宫颈的操作和治疗，如阴道冲洗或上药、宫颈刮片和双合诊检查等。

3. 向受检者提供预防保健知识，介绍阴道镜检查的操作过程及可能出现的不适反应，减轻其心理压力。

4. 使用阴道窥器检查时不可涂抹润滑剂，以免影响检查结果。配合医师调整光源，及时递送所需物品。

5. 取出的活组织，应及时送检。

（七）相关知识

1. 正常宫颈上皮与血管

（1）正常鳞状上皮：表面光滑呈粉红色。醋酸白试验上皮不变白，碘试验阳性。

（2）正常柱状上皮：柱状上皮外移，以至原始鳞-柱状上皮交接部位于宫颈管外口，镜下呈微小乳头状，醋酸白试验呈葡萄状，涂碘不着色；合并炎症时，血管增多、水肿，称为柱状上皮移位。

（3）正常转化区：为原始鳞-柱状上皮交接部和生理鳞-柱状上皮交接部之间的化生区。阴道镜下见毛细血管丰富，呈树枝状，形态规则；化生上皮环绕柱状上皮形成葡萄状小岛；在化生上皮区内有针眼状的凹陷为腺体开口，或被化生上皮遮盖的宫颈腺体囊肿。醋酸白试验后可见化生上皮与圈内的柱状上皮间有明显界限。涂碘后，碘着色深浅不一。病理学检查为鳞状上皮化生。

（4）正常血管：均匀分布的小微血管点。

2. 异常宫颈上皮与血管　通常都出现在转化区，碘试验均为阴性。

（1）白色上皮：醋酸白试验后上皮呈局灶性白色改变，边界清楚，无血管。病理学检查可能为上皮内瘤变或化生上皮。

（2）白斑：又称真性白斑、单纯性白斑、角化病。醋酸白试验检查前肉眼或镜下可见表面粗糙、稍隆起的白色斑块，表面无血管。病理学检查为角化不全或角化亢进，或人乳头瘤病毒感染。

（3）白斑镶嵌：不规则的血管将醋酸试验后白色上皮分割成边界清楚、形态不规则的小块状，似红色细线镶嵌的花纹。若表面呈不规则突出，将血管推向四周，提示细胞过度增生，应注意癌变。病理学检查常为上皮内瘤变。

（4）点状血管：为血管异常增生的早期表现，表现为醋酸白试验下可见有极细的红色点状小毛细血管。病理学检查可能为上皮内瘤变。

（5）异型血管：血管的大小、形态、口径、分支、排列及走向均极不规则，可呈螺旋形、逗点形、发夹形、杨梅形、树叶形或线球形改变。病理学检查可以为各种级别的宫颈上皮内瘤变。

3. 早期宫颈浸润癌　醋酸白色上皮增厚，表面结构不清，呈云雾、猪油、脑回状，表面稍凹陷或稍突出。局部血管异常增生，管腔增大，无正常血管分支状结构，血管间距离变宽，结构紊乱，形态特殊，可呈发夹形、蝌蚪形、螺旋形、棍棒形或线球形等改变。醋酸白试验后，表面呈玻璃样水肿或呈熟肉状，多合并有异形上皮。碘试验阴性或着色极浅。

（韩　莹）

二、宫腔镜检查

宫腔镜检查，是采用膨宫介质扩张宫腔，通过插入宫腔的光导玻璃纤维直视观察子宫颈管、子宫内口、宫内膜及输卵管开口的生理及病理情况并进行检查和诊断，并可针对病变组织直接取材。子宫镜检查相对于传统的刮宫、子宫造影、B型超声等更加直观、准确、可靠，也可在直视下行宫腔内的手术治疗。子宫镜分硬镜和软镜，硬镜又分为直管镜和弯管镜。

（一）操作目的

直视下观察子宫颈管、子宫内口、宫内膜及输卵管开口的生理及病理情况进行检查和诊断，并可针对病变组织直接取材。

（二）适应证

1. 异常子宫出血。
2. 疑宫腔粘连及畸形。
3. 超声检查有异常宫腔回声及占位病变。
4. 节育器定位。
5. 原因不明的不孕。
6. 子宫造影异常。
7. 复发性流产。

（三）禁忌证

1. 活动性子宫出血（少量出血或特殊指征者例外）。
2. 急性或亚急性生殖道感染者。
3. 近期有子宫穿孔或子宫手术史者（3个月内）。
4. 宫内早孕欲继续妊娠者。
5. 宫颈恶性肿瘤。

6. 生殖道结核，未经适当抗结核治疗者。

7. 宫腔过度狭小或宫颈过窄者。

8. 严重心、肺、肝、肾等脏器疾患，代谢性酸中毒等难以忍受者。

9. 术前测口腔体温≥37.5℃者，暂缓检查或手术。

（四）操作前准备

1. 物品准备　阴道窥器，宫颈钳，敷料钳，卵圆钳，子宫探针，宫颈扩张器，弯盘，纱球，纱布，5%葡萄糖液或5%甘露醇，宫腔镜等。

2. 患者准备　同盆腔检查。

3. 操作者准备　同盆腔检查。

（五）操作步骤

1. 患者排尿后取膀胱截石位，消毒外阴及阴道，铺无菌巾。

2. 阴道窥器暴露宫颈，再次消毒阴道、宫颈。宫颈钳夹持宫颈前唇，以探针探明宫腔深度和方向，根据鞘套外径宫颈扩张器扩张至 7 号左右，使镜管能够进入。

3. 用生理盐水（糖尿病患者应选用 5% 甘露醇）或 5% 葡萄糖溶液膨宫，先排空镜鞘与光学镜管间的空气，缓慢置入宫腔，打开光源，注入膨宫液，膨宫压力 97.5 ～ 112.5mmHg（根据情况调整压力），待宫腔充盈后，视野明亮，可转动镜并按顺序全面观察。

4. 先检查宫底和宫腔前、后、左、右壁再检查子宫角及输卵管开口。注意宫腔形态、有无子宫内膜异常或占位性病变，必要时定位活检，最后在缓慢退出镜体时，仔细检视宫颈内口和宫颈管。

5. 在退出过程中检查宫颈内口和宫颈管，取出宫腔镜。

（六）护理要点

1. 检查前详细采集患者的病史，术前必须对患者进行妇科检查、宫颈脱落细胞学检查和阴道分泌物检查。结果正常后，选择月经干净后 1 周内进行子宫镜检查。因为此时子宫内膜薄且不易出血，黏液分泌少，宫腔内病变也容易暴露。

2. 护理人员术前向患者讲解子宫镜检查的目的、操作步骤及注意事项，以取得其配合并减轻其心理紧张情绪。

3. 术前向患者解释扩张宫颈和膨胀宫腔可引起迷走神经兴奋，出现恶心、呕吐、面色苍白、头晕和心率减慢等症状。应立即取平卧位，休息后多能缓解。必要时给予吸氧，静脉输液及皮下注射阿托品。

4. 术中注意观察患者的生命体征、有无腹痛等，如有异常及时处理。并给予其心理支持。

5. 术后卧床 1 小时，按医嘱使用抗生素 3～5 天；告知患者术后 2～7 天阴道可能有少量血性分泌物。

6. 术后嘱患者保持外阴部清洁，并且禁性生活和盆浴 2 周。

（七）相关知识

宫腔镜检查的并发症。

1. 损伤

（1）过度牵拉和扩张宫颈可致宫颈损伤或出血。

（2）子宫穿孔：严重的宫腔粘连、瘢痕子宫、子宫过度前倾或后屈、宫颈手术后、萎缩子宫、哺乳期子宫均易发生子宫穿孔。一旦发生穿孔，应停止操作，退出器械，估计穿孔的情况，仔细观察腹痛及阴道出血。5mm 的检查镜穿孔无明显的后遗症，而宫腔镜手术时的穿孔，则需要考虑开腹或腹腔镜检查。

2. 出血 宫腔镜检查术后一般有少量的阴道出血，多在一周内干净。

3. 感染 感染发生率低。掌握好适应证和禁忌证，术前和术后适当应用抗生素，严格消毒器械，可以避免感染的发生。

4. 膨宫引起的并发症 膨宫液过度吸收是膨宫时常见的并发症，多发生于宫腔镜手术，与膨宫压力过高、子宫内膜损伤面积较大有关。膨宫时的压力维持在 100mmHg （13.3kPa）即可，过高的压力无益于视野清晰，反而促使液体经静脉或经输卵管流入腹腔被大量吸收。手术时间过长，也容易导致过度吸收，引起血容量过多及低钠血症等一系列全身症状，严重者可致死亡。

（李　青）

三、腹腔镜检查

（一）操作目的

腹腔镜检查是将腹腔镜自腹部插入腹腔内观察盆、腹腔内脏器的形态、有无病变，为明确诊断，必要时取有关组织作病理检查的方法。妇科腹腔镜检查主要用于观察盆腔脏器病变及治疗。

（二）适应证

1. 怀疑子宫内膜异位症：腹腔镜可观察盆、腹腔尤其是盆腔深处的异位病灶，对可疑病灶活检，并进行镜下分期，是诊断子宫内膜异位症的金标准。

2. 不明原因的急、慢性腹痛和盆腔痛。

3. 腹盆腔肿块性质、部位或取活检诊断。

4. 对不孕不育患者可明确或排除盆腔疾病，判断输卵管通畅情况，明确输卵管阻塞部位，观察排卵状况，判断生殖器有无畸形。

5. 计划生育并发症的诊断：寻找及取出异位节育环、确诊吸宫术或取环术导致的子宫穿孔或腹腔脏器损伤。

（三）禁忌证

1. 严重的心、肺疾患或膈疝，不能耐受气腹及头低臀高体位者。

2. 盆腔肿物过大超过脐水平及妊娠大于 16 周者。

3. 弥漫性腹膜炎，或可疑腹腔内广泛粘连者。

4. 腹腔内大出血者。

5. 凝血功能障碍者。

6. 绞窄性肠梗阻或大的腹壁疝、膈疝。

（四）操作前准备

阴道窥器 1 个、宫颈钳 1 把、子宫腔探针 1 根、举宫器 1 个、巾钳 5 把、直血管钳 2 把、弯血管钳 5 把、组织钳 4 把、持针钳 1 把、线剪 1 把、有齿镊 1 把、弯盘 1 个、7 号刀柄 1 把、11 号刀片 1 片、小药杯 2 个、无菌巾 6 块、缝线、缝针、棉球、棉签、纱布、内镜、CO_2 气体、2ml 注射器 1 个、局麻药等。

（五）操作步骤

1. 行局麻或硬膜外麻醉及静脉辅助用药。

2. 常规消毒腹部皮肤、外阴阴道，放置导尿管、举宫器。

3. 人工气腹：将气腹针置于脐孔中央处以与腹部皮肤 90° 穿刺进入腹腔，插入气腹针，以流量不超过 1～2L/min 速度注入 CO_2 气体，使患者取头低臀高位，继续充气使腹腔内压力达 12mmHg 左右停止充气，取出气腹针。

4. 放置腹腔镜并观察，于脐孔下缘切开皮肤 1cm，将套管针先斜后垂直慢慢插入腹腔，拔出套管芯，将腹腔镜自套管插入腹腔，打开冷光源按顺序检查盆腔器官。必要时取可疑病灶组织送病理检查。

5. 取出腹腔镜，检查无内出血及脏器损伤，方可取出腹腔镜，排出腹腔内气体后拔除套管，缝合腹部切口，覆盖无菌纱布、胶布固定。

（五）护理要点

1. 术前准备

（1）全面评估患者身心状况，讲解腹腔镜检查的目的、操作步骤、术中配合及注意事项等，使患者消除疑虑，配合手术。

（2）排空膀胱，取膀胱截石位，检查时需使患者臀部抬高 15°。

2. 术中配合

（1）体位：随着 CO_2 气体进入腹腔，将患者改为头低臀高位，并遵医嘱及时变换所需体位。

（2）注意观察患者生命体征的变化，如有异常及时处理。

（3）陪伴患者，了解其感受，并指导患者与医师配合。

3. 术后护理

（1）术后患者卧床休息，密切观察其生命体征，注意有无并发症的出现，如发现异常，及时汇报处理。

（2）向患者讲解可能因腹腔残留气体而有肩痛及上肢不适的症状，并告知症状会逐渐缓解，且 2 周内禁止性生活，如有发热、出血、腹痛等应及时就诊。

（3）注意观察脐部伤口情况。

（4）鼓励患者每天下床活动，尽快排除腹腔气体。

（刘琼玲）

第二十四章　输卵管通畅检查

一、输卵管通液术

（一）操作目的

检查输卵管是否通畅，且具有一定的治疗功效。

（二）适应证

1. 各种原发或继发不孕症。

2. 不孕症手术后，预防粘连形成，测定手术效果。

3. 疏通输卵管轻度粘连。

（三）禁忌证

1. 月经周期紊乱尚未纠正。

2. 可疑妊娠。

3. 生殖器官炎症：急性期或慢性反复发作期，药物治疗尚未控制。

4. 全身状况差，有严重心、脑、肺、肝、肾等重要脏器病变，有禁忌的妊娠疾病者。

5. 体温高于 37.5℃。

（四）操作前准备

1. 物品准备　阴道窥器 1 个，通液器 1 个，弯盘 1 个，长弯钳 1 把，卵圆钳 1 把，宫颈钳 1 把，子宫探针 1 根，宫颈扩张器 1 套，压力表 1 个，纱布，治疗巾、孔巾各 1 张，棉签、棉球若干，氧气，抢救用品等。20ml 注射器 1 支，生理盐水 20ml 或抗生素液（庆大霉素 8 万 U、地塞米松 5mg、透明质酸酶 15000U、0.9% 氯化钠注射液 20ml）。

2. 患者准备　①详细询问病史；②时间选择：月经干净后 3～7 天，术前 3 天禁性生活；③经各种检查证实确未妊娠者；④术前查白带常规，血、尿常规及体温、血压；⑤术前排空膀胱，以保持子宫正常位置，避免出现外压假象。

（五）操作步骤

1. 患者排尿后取膀胱截石位，消毒外阴及阴道，铺无菌巾。

2. 合诊检查了解子宫大小、方位、质地、活动度、形态及与周围脏器的关系，两侧附件有无异常。

3. 安放窥器，暴露宫颈，消毒阴道及宫颈，用宫颈钳钳夹宫颈前唇，沿宫腔方向置入通液器，并使其与宫颈外口紧密相贴。用 Y 形管将通液器、压力表与注射器相连，压力表高于 Y 形管水平。

4. 将通液器内注满生理盐水或抗生素液，缓慢推注，观察阻力大小、有无液体反流及患者有无下腹疼痛等。

5. 若遇阻力，稍加压力，患者稍有腹部不适即可顺利注入，宫颈外口无漏液，说明原有的粘连已分离或痉挛解除。

6. 通液时，听诊器在下腹两侧可听到液体自输卵管伞端冒出的声音。

7. 当感到阻力大，液体自宫颈外口溢出，腹部胀难忍，多为输卵管完全不通。

8. 取出通液器及宫颈钳，消毒宫颈、阴道，取出阴道窥器。

（六）护理要点

1. 通液术后 2 周内禁盆浴及性生活。

2. 术后酌情给予抗生素预防感染。

（七）相关知识

1. 输卵管通畅　顺利推注 20ml 生理盐水无阻力，压力维持在 60～80mmHg 以下，或开始稍有阻力，随后阻力消失，无液体回流。患者无不适感，提示输卵管通畅。

2. 输卵管堵塞　勉强注入 5ml 即感有阻力，压力表见压力持续上升而不见下降，患者感下腹胀痛，停止推注后液体又回流入注射器内，表明输卵管堵塞。

3. 输卵管通而不畅　注射液体有阻力，再经加压注入又能推进，说明有轻度粘连已被分离，患者轻感不适。

二、子宫输卵管造影术

（一）操作目的

通过造影剂的注入，检查输卵管是否通畅，了解宫腔和输卵管形态及输卵管阻塞部位。

（二）适应证

1. 畸形：诊断子宫畸形，如双角子宫、纵隔子宫等。

2. 粘连：诊断宫腔粘连、宫颈粘连等。

3. 异物：诊断金属宫内节育器异位。

4. 对输卵管结扎后欲再通，必须了解子宫输卵管情况，以决定是否能手术。

5. 子宫异常出血，寻找子宫异常出血原因，了解子宫黏膜及宫腔情况，判断不正常出血是否由内膜息肉或黏膜下肌瘤所致。

6. 不孕症：用于了解原发性或继发性不孕症的原因，它不但能了解子宫及输卵管有无先天性畸形或病理情况存在，还能了解输卵管是否通畅，从而找到不孕原因。有些病例经子宫输卵管造影后，可促使不通畅的输卵管变得通畅而受孕。

（三）禁忌证

1. 生殖道急性、亚急性炎症。

2. 严重的全身疾病，如心、肺疾病。

3. 正常分娩、流产、刮宫或产后 6 周内。

4. 月经期、子宫或宫颈出血者。

5. 碘过敏者。

6. 发热。

7. 停经尚未排除妊娠。

（四）操作前准备

1. 物品准备 阴道窥器 1 个，通液器 1 个，弯盘 1 个，长弯钳 1 把，卵圆钳 1 把，宫颈钳 1 把，子宫探针 1 根，宫颈扩张器 1 套，纱布 6 块，治疗巾、孔巾各 1 张、棉签、棉球若干、氧气，抢救用品，10ml 注射器 1 支、40% 碘化钠造影剂 1 支等。

2. 患者准备 ①月经干净 3～7 天，禁性生活；②可于术前半小时肌内注射阿托品 0.5mg，以减少输卵管痉挛；③患者排空膀胱；④询问是否有碘过敏史；⑤便秘者可于术前口服缓泻剂，使子宫保持正常位置，避免出现外压假象。

（五）操作步骤

1～3. 同输卵管通液术。

4. 在通液器内注满 40% 碘化油液体后，缓慢推注，在 X 线透视下观察碘化油流经输卵管及宫腔情况并摄片，24 小时后再摄盆腔平片，观察腹腔内有无游离碘化油。若用 76% 泛影葡胺造影，应在注射后立即摄片，10～20 分钟后再次摄片，观察腹腔内有无泛影葡胺液。

（六）注意事项

1. 及时联系医师 输卵管造影后 1 周内有少量阴道出血如无其他不适属正常现象，如出血量较多超过月经量或有其他不适应与就诊的医师联系。

2. 避孕 1 个月 造影检查后最好避孕 1 个月，以减少 X 线照射有可能产生的影响。但是临床上观察发现造影后当月怀孕的女性，并没有增加胎儿异常的危险。

3. 禁盆浴和性生活 输卵管造影后禁盆浴及性生活两周，可酌情给予抗生素预防感染。但是要在医师的指导下使用。

4. 必要时重复检查 有时会因输卵管痉挛造成输卵管不通的假象，必要时重复进行检查。

（七）相关知识

1. 输卵管造影后的表现

（1）输卵管通畅：子宫充盈呈倒三角形，两侧输卵管像细虫样弯曲在子宫两侧，造影剂先充盈输卵管近端的狭部，然后迅速向壶腹端部充盈，继而自伞端弥散至盆腔。

（2）输卵管阻塞：输卵管完全不显影或显影一段后不再显影，且造影剂注入到一定剂量时阻力加大，盆腔内无造影剂弥散影。

（3）输卵管通而不畅：推注造影剂有阻力，造影剂进入盆腔缓慢，在停注造影剂数十分钟后，可见造影剂在盆腔内弥散，但弥散欠佳。

（4）输卵管积水：造影剂积聚在输卵管内，输卵管异常扩张呈囊状或腊肠状，以远端明显，多伴有输卵管伞端阻塞。盆腔内一般无造影剂弥散影。

（5）输卵管伞端周围粘连：造影剂可以进入腹腔，但积聚在输卵管伞端周围，弥散不佳。

2. 造影剂分类

（1）碘油造影：常用40%碘化油（国产）、30%乙碘油等。油剂的优点是黏稠度高、密度大，影像清晰；流动慢，摄片时间比较充裕。缺点是刺激性强，过敏反应大，吸收慢，会在人体内残留长达两年，可能会刺激组织发生肉芽肿，加重输卵管炎或引起慢性腹膜炎，并且需要在24小时以后才能摄片。

（2）碘水造影：常用76%泛影葡胺液。碘水造影的优点是低渗透压，低黏稠度，具有较高的亲水性，可以扩散到输卵管的分泌物内，造影密度高使梗阻的管腔显示充分；流动快，15分钟完成摄片；人体耐受良好，对生命体重及心肝肾功能影响小，在人体内药代动力学相似，吸收快，没有明显与血清或血浆蛋白结合，无明显代谢、去离子作用或生物转化，不透过血－脑屏障，对中枢神经无明显毒性且不会引起任何明显的上皮损伤，注入10～30分钟即被吸收，随后经肾脏通过尿液排出。

（王　瑶）

参考文献

[1] 单伟颖. 妇产科护理学 [M]. 北京：人民卫生出版社，2012.

[2] 单伟颖. 妇产科护理学实践技能 [M]. 北京：人民卫生出版社，2012.

[3] 郑修霞. 妇产科护理学 [M]. 第5版. 北京：人民卫生出版社，2012.

[4] 王玉琼. 妇产护理手册 [M]. 北京：科学出版社，2011.

[5] 罗碧如. 产科护理手册 [M]. 北京：科学出版社，2011.

[6] 耿莉华，宋雁宾，张洪君. 护理实训教材妇产科护理分册 [M]. 第4版. 北京：科技出版社，2015.

[7] 王曙霞，张亚军，马向英，等. 专科护理技术操作规范及护理管理工作流程 [M]. 北京：人民军医出版社，2010.

[8] 何荣华，袁杰，冯晓敏. 妇产科护理技能实训教程 [M]. 西安：第四军医大学出版社，2011.

[9] 许晓飞，周赞华. 妇产科护理技术 [M]. 武汉：华中科技大学出版社，2014.